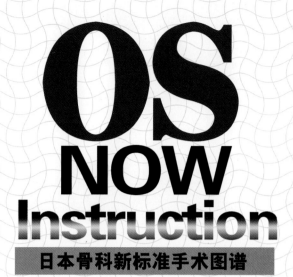

OS NOW Instruction

日本骨科新标准手术图谱

28

丛书总主译
田 伟
北京积水潭医院

本册译者
吴春明 曲 巍
大连医科大学附属第一医院

骨折复位内固定术
安全可靠的手术技巧

丛书主编
〔日〕岩本幸英
〔日〕安田和则
〔日〕马场久敏
〔日〕金谷文则

本册主编
〔日〕安田和则

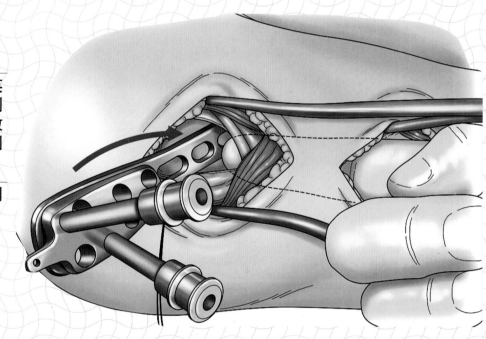

河南科学技术出版社
·郑州·

本书虽然对药物使用说明、副作用、给药时间等做了记载，但还是有变更的可能性。关于本书所提及的药品，请仔细参照附在产品上的生产厂家的说明书后再使用。

OS NOW Instruction 28
Reduction and internal fixation for various fractures
© KAZUNORI YASUDA 2014
Originally published in Japan in 2014 by MEDICAL VIEW CO., LTD.
Chinese translation rights arranged with MEDICAL VIEW CO., LTD.
through TOHAN CORPORATION, TOKYO.

图书在版编目（CIP）数据

骨折复位内固定术 ／（日）安田和则主编；吴春明，曲巍译. — 郑州：河南科学技术出版社，2020.12
（日本骨科新标准手术图谱）
ISBN 978-7-5349-9940-6

Ⅰ.①骨… Ⅱ.①安… ②吴… ③曲… Ⅲ.①骨折固定术-图谱 Ⅳ.①R687.3-64

中国版本图书馆CIP数据核字（2020）第065597号

出版发行：河南科学技术出版社
　　　　　地址：郑州市郑东新区祥盛街27号　　邮编：450016
　　　　　电话：（0371）65788613　65788625
　　　　　网址：www.hnstp.cn
策划编辑：李喜婷　仝广娜
责任编辑：胡　静
责任校对：牛艳春
封面设计：宋贺峰
责任印制：朱　飞
印　　刷：河南博雅彩印有限公司
经　　销：全国新华书店
开　　本：890 mm×1 240 mm　1/16　印张：10　字数：350千字
版　　次：2020年12月第1版　2020年12月第1次印刷
定　　价：120.00元

如发现印、装质量问题，影响阅读，请与出版社联系并调换。

翻译人员名单

吴春明   大连医科大学附属第一医院

曲　巍   大连医科大学附属第一医院

执笔者一览

◆ **主编**

安田和则	北海道大学医学院运动机能再建医学科教授

◆ **执笔者**

杉田大辅	福井大学医学部器官调控医学讲座骨科学
小久保安朗	福井大学医学部器官调控医学讲座骨科学讲师
内田研造	福井大学医学部器官调控医学讲座骨科学副教授
马场久敏	福井大学医学部器官调控医学讲座骨科学教授
小林 诚	帝京大学医学部骨科学副教授
山崎 宏	社会医疗法人财团慈泉会相泽医院骨科医长
加藤博之	信州大学医学部运动医学教授
今谷润也	冈山济生综合医院骨科主任医长
山中一良	济生会神奈川县骨科部长
须藤悦宏	日本医科大学大学院医学研究所外科系骨科
泽泉卓哉	日本医科大学大学院医学研究所外科系骨科副教授
石井英树	佐贺社会保险医院骨科医长
角田宪治	佐贺社会保险医院骨科医长
浅见昭彦	佐贺社会保险医院骨科院长
光安广伦	光安骨科副院长
盐田直史	国立医院机构冈山医疗中心骨科医长
佐藤 彻	国立医院机构冈山医疗中心骨科医长
正田悦朗	兵库县立西宫医院骨科部长、四肢创伤中心主任
伊势福修司	国立医院机构仙台医疗中心骨科医长
野田知之	冈山大学医院骨科讲师
长野博志	香川县立中心医院骨科主任部长
前 隆男	佐贺县医疗中心好生馆骨科部长、创伤中心主任
山崎修司	三草会教会医院骨科部长
伊东胜也	医真会八尾综合医院骨科部长
田中康仁	奈良县立医科大学骨科教授
山崎正志	筑波大学医学医疗系骨科教授
前田 健	综合脊柱损伤中心骨科部长

中文版序言

日本的古代医学主要从中国学习。到了近代，西方国家的产业革命带动了科学的巨大进步。明治维新后，日本迅速调整医学学习方向，转为向西方国家学习，取得了很大成功。在骨科领域，日本一直紧跟西方现代医学的脚步，同时发挥日本民族细致严谨的作风，在现代骨科领域独树一帜，取得了辉煌成就。

本套丛书由日本骨科学会理事长、九州大学研究生院医学研究院临床医学部骨科学教授岩本幸英等担任主编，图文并茂，全面描述骨科各领域手术的最新技术，适合我国广大骨科医生阅读参考，特别是对于缺少高水平骨科正规培训的医生，本套丛书有助于补充相关知识。

本套丛书具有两大特点：

专业划分细致：目前引进的有28个品种，涉及脊柱、手术导航、关节镜、关节置换、关节重建、骨折、运动损伤等多个专业。本套丛书在日本还在不断推出新的品种。

简明易学：介绍某项具体手术时，手术步骤明确，并在醒目位置写明"手术技巧及注意事项""难点""术后并发症及处理"等，便于读者快速掌握手术技巧。

为保证翻译质量，我们遴选了国内优秀的日语专业骨科医生承担翻译，这些译者来自北京积水潭医院、中日友好医院、北京医院、吉林大学中日联谊医院、中国医科大学附属盛京医院、苏州大学附属第二医院、大连医科大学附属第一医院等。对翻译过程中发现的问题，他们辗转与日本原作者联系，力求最准确地传达专业知识。

在此，要感谢岩本教授及日本MEDICAL VIEW出版社的帮助，也要感谢参与翻译的各位骨科教授、医生及其他工作人员，以及河南科学技术出版社的努力。相信本套丛书能够成为广大骨科医生的好朋友。

书中翻译可能存在不妥之处，恳请读者予以指正。

田伟

北京积水潭医院

序 言

本次很高兴受邀策划及主编《骨折复位内固定术》一书。对骨科医师来说，对骨折的正确治疗责无旁贷。目前认为，不断更新观念，正确实施骨折的早期治疗是骨科医生的终生奋斗目标，进而也是骨科医生认证的重要部分。然而，在人体全身可发生各种各样的骨折，对骨折的早期治疗来说，可通过移位骨折的解剖复位及坚强的内固定，使关节功能及运动功能早期得到康复，从而促进骨折的快速愈合，然而这并非易事。如果骨折复位不佳、残留移位及固定不充分，则可能导致骨折延迟愈合或假关节形成，由此给后续的治疗带来一定困难，最终可遗留较大的后遗损害。此外，在复位和内固定时，如有误伤周围血管、神经、肌腱、皮下组织或皮肤的情况发生，则有可能产生比骨折本身更严重的损害，为此，医生也有可能需要承担医源性损伤的责任。因此，对肩负骨折早期治疗工作的骨科医生来说，要求必须掌握对全身各种骨折的安全可靠的复位内固定的实用知识，并具有较熟练的手术技术。然而，安全可靠的复位内固定的要领和技巧因各种骨折情况而异，全面掌握也并非一日之功。

本书邀请了活跃在日本骨科第一线的诸位专家执笔。他们在上肢、下肢、脊柱及骨盆的各临床领域中处理了大批骨折病例，经多年的努力积累了对各类骨折进行安全可靠的复位内固定技术的理论和实践知识。在此，对在百忙中精心执笔的各位专家表示由衷的谢意！本书在各专题中，详细叙述了骨折早期治疗方面骨科医生必须掌握的知识和手术技巧，同时配备有丰富的插图，相信对内容的理解能有所帮助。本书同时阐述了与骨科医师认证有关的知识和技术，因此，期望本书不仅对活跃在骨折治疗第一线诸位医师，而且对承担骨折后续治疗和肩负骨科医师教育的诸位专家，以及广大的骨科同道们都能有所裨益，若能这样，我们将感到不胜荣幸。

安田和则

2013 年 12 月

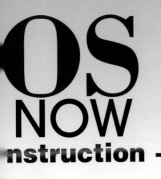

骨折复位内固定术
安全可靠的手术技巧

脊柱·骨盆

上肢

肩胛骨关节盂骨折

福井大学医学部器官调控医学讲座骨科学　**杉田大辅**

福井大学医学部器官调控医学讲座骨科学讲师　**小久保安朗**

福井大学医学部器官调控医学讲座骨科学副教授　**内田研造**

福井大学医学部器官调控医学讲座骨科学教授　**马场久敏**

肩胛骨骨折占全身骨折的比例为0.4%~1%，是发病率较低的骨折[1]。同时，肩胛骨骨折后多数骨愈合良好，故多可采取保守治疗。发生肩关节盂骨折时，如肩关节面对合性较好，也可行保守治疗；但如出现关节面台阶，合并锁骨骨折（浮动肩），或伴有肩关节脱位和半脱位时，就已具备手术指征。

基础　前方入路（胸大肌三角肌入路）
（Ideberg 分类1A型：关节盂前缘及下缘骨折。图1）

1 切口及深部显露

以喙突为标志，从喙突正上方起沿三角肌胸大肌间沟向下呈弧状切开。找到头静脉，用筋钩将头静脉与胸大肌拉向内侧，将三角肌拉向外侧，显露喙突及附着其上的肱二头肌短头及喙肱肌，保留肱二头肌及喙肱肌的附着点，切断喙突（**图2**）。喙突切断前预先钻孔，以便复原时容易操作。

将离断的喙突向下牵拉后可显露出肩胛下肌。在肱骨小结节附着部内侧1~2横指处，于肩胛下肌下层用止血钳与Kelly钳游离，即可进入关节囊。

手术技巧及注意事项

- 腋神经走行于肩胛下肌下方及大圆肌背阔肌肌腱上方的四边孔，游离时应特别注意。另外，肩胛下肌下方可见血管网，向下方过多游离容易引起出血。
- 切断肩胛下肌时，外旋肱骨后可容易确认肩胛骨上下缘（**图3**）。肩胛下肌可暂时缝合支持线作为牵引，以防其向内侧回缩。

图1 Ideberg 分类

1型：关节盂缘的撕脱骨折。
- 1A型：关节盂缘的骨折块在5 mm以下。
- 1B型：关节盂缘的骨折块在5 mm以上。

2型：关节盂横折或斜折。
3型：关节盂上1/3骨折，且贯通喙突基部。
4型：波及关节盂到肩胛骨体部的骨折或波及肩胛骨内侧缘的骨折。
5型：4型合并肩胛骨颈部的骨折。

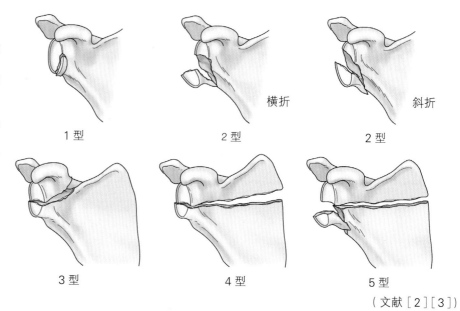

1 型　　　2 型　横折　　　2 型　斜折

3 型　　　4 型　　　5 型

（文献［2］［3］）

图2 切断喙突

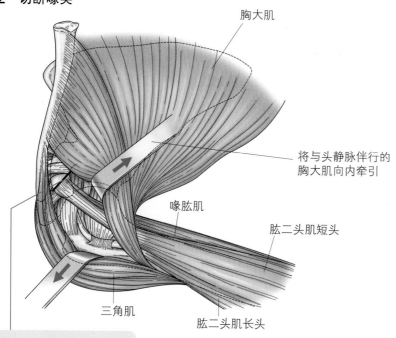

胸大肌

将与头静脉伴行的胸大肌向内牵引

喙肱肌

肱二头肌短头

三角肌

肱二头肌长头

> 保留肱二头肌及喙肱肌的附着点，切断喙突

图3 切断肩胛下肌

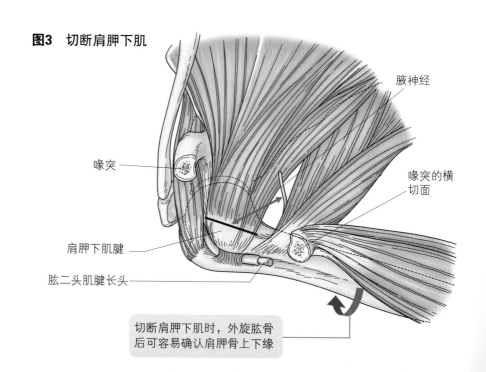

腋神经

喙突

喙突的横切面

肩胛下肌腱

肱二头肌腱长头

> 切断肩胛下肌时，外旋肱骨后可容易确认肩胛骨上下缘

2

图4 骨折内固定

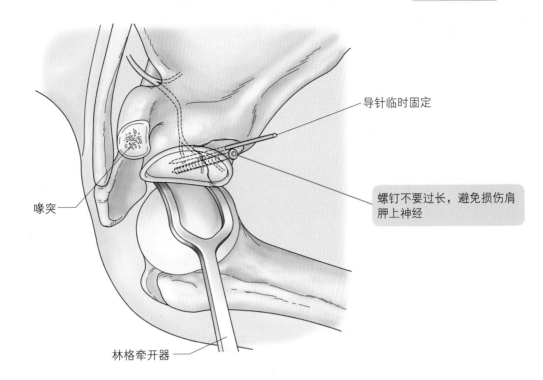

导针临时固定

螺钉不要过长，避免损伤肩胛上神经

喙突

林格牵开器

2 切开复位

沿关节间隙纵行切开关节囊，显露关节盂，将肱骨头向后方牵引后视野开阔，利于复位操作。复位时尽可能保留周围软组织。对于骨折块上有关节盂唇连续性存在的情况下，有时切断关节盂唇更容易复位。

3 内固定

骨折块通常塌陷到深部，因此需要先复位骨折块，然后用导针临时固定，再拧入松质骨螺钉固定（**图4**）。对于关节盂唇切断游离者，固定骨块后应进行缝合。

缝合关节囊及肩胛下肌腱，离断的喙突用螺钉固定后闭合切口。

高 阶

后方入路
（Ideberg 分类1A型以外的关节盂骨折、颈部骨折及体部骨折）

1 切口及深部显露

体位采用侧卧位或侧俯卧位。从三角肌后缘起始，沿肩胛骨外缘切口。在小圆肌与冈下肌之间用Cobb剥离子剥离，显露出肩胛骨外侧缘。旋肩胛动脉在此走行，视情况可结扎。从外侧缘游离冈下肌后将其向上牵引，将小圆肌向下牵引，从此间隙即可到达肱三头肌附着部的关节囊（**图5**）。

切开关节囊，显露关节盂（**图6**）。小圆肌（上界）、肱骨颈（外界）、肱三头肌长头（内界）及大圆肌（下界）构成四边孔，在四边孔内有腋神经和旋肱后动脉走行，在小圆肌过度牵拉或向下切开时要特别注意（**图7**）。另外，术中如果向上方过度牵拉冈下肌，有损伤肩胛上神经的风险，需要注意。

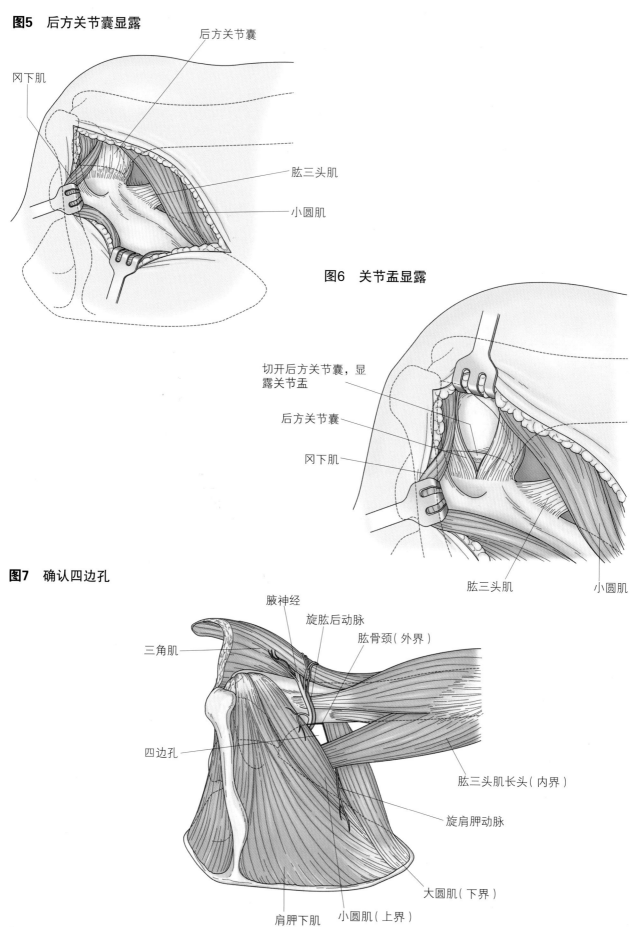

图5　后方关节囊显露

冈下肌

后方关节囊

肱三头肌

小圆肌

图6　关节盂显露

切开后方关节囊，显露关节盂

后方关节囊

冈下肌

肱三头肌

小圆肌

图7　确认四边孔

腋神经

旋肱后动脉

肱骨颈（外界）

三角肌

肱三头肌长头（内界）

四边孔

旋肩胛动脉

大圆肌（下界）

肩胛下肌

小圆肌（上界）

4

2 切开复位

与前面所叙述的相同，操作时尽量保留软组织，如有较大的骨折块可用克氏针临时固定，伴有关节盂唇损伤或在复位时对盂唇进行了剥离，需要在骨折固定完成后缝合盂唇。

3 内固定

肩胛盂周围如果有较小的骨折块，可用松质骨螺钉固定，Ideberg 分类4型或5型等累及肩胛骨体部较大的骨折块，需要用重建接骨板进行固定。

肩胛骨体部中央骨质明显变薄，使用电钻时要注意不要钻孔过深（**图8**）。

缝合关节囊、冈下肌及小圆肌，最后关闭切口。

图8 骨折内固定

a.肩胛盂周围骨折块较小时

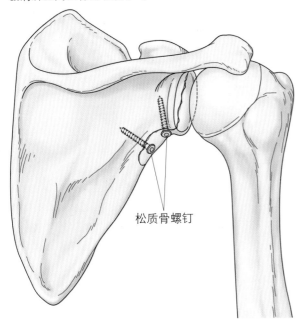

松质骨螺钉

b.有累及肩胛骨体部较大的骨折块时

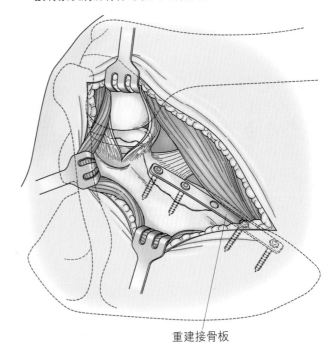

重建接骨板

● 文献

[1] BUTTERS K P. Fractures and dislocation of the scapula//ROCKWOOD C A, et al. Rockwood and Green's fractures in adults. 4th ed. Philadelphia: Lippincott-Raven Publishers, 1996.

[2] IDEBERG R. Fractures of the scapula involoving the glenoid fossa//BATEMAN J E, WELSH R P. Surgery of the Shoulder. 8th ed. Philadelphia: BC Decker, 1984: 63-66.

[3] IDEBERG R. Epidemiology of scapular fractures.Incidence and classification of 338 fractures. Acta Orthop Scand, 1995, 66: 359-397.

上肢

肱骨近端骨折

帝京大学医学部骨科学副教授 **小林 诚**

基 础 | 外翻嵌插性骨折

1 入路

◆ 皮切口

触摸到锁骨及肩峰，从肩峰前外侧角起始，向远端沿上臂轴线设计皮切口（**图1**），长度约7 cm。

◆ 纵行分离三角肌并注意保护腋神经

顺肌纤维方向锐性及钝性分离三角肌，切开三角肌下滑囊。在滑囊深层用手指探入触诊，即可触及走行于滑囊浅层的腋神经（**图2**）。随后的操作要时刻注意腋神经并避免损伤[1]。

2 复位

在附着于小结节的肩胛下肌腱及附着于大结节的冈上肌腱、冈下肌腱上，用2号缝合线缝上牵引线，在大、小结节之间的骨折窗内伸入手指将外翻的肱骨头骨折块复位（**图3**）。闭合带有牵引线的骨折窗，复位大、小结节（**图3-1**）。

图1 皮切口

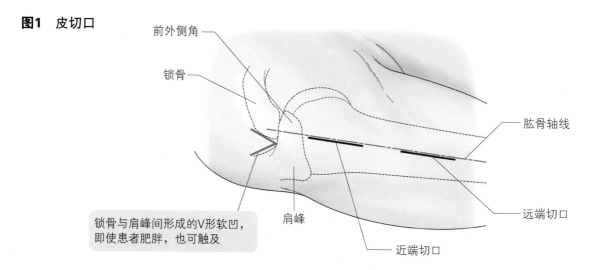

前外侧角

锁骨

肱骨轴线

远端切口

锁骨与肩峰间形成的V形软凹，即使患者肥胖，也可触及

肩峰

近端切口

图2 保护腋神经（触诊）

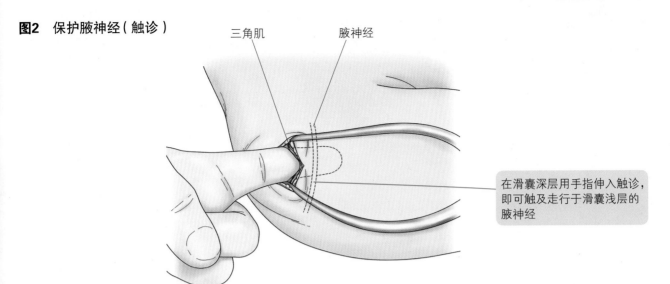

三角肌　　　腋神经

在滑囊深层用手指伸入触诊，
即可触及走行于滑囊浅层的
腋神经

图3 复位

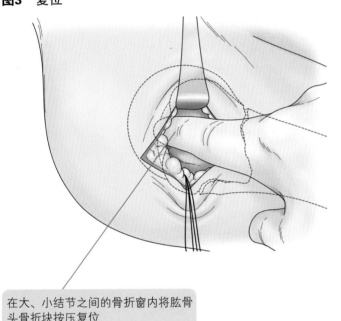

在大、小结节之间的骨折窗内将肱骨
头骨折块按压复位

图3-1 复位后的大、小结节

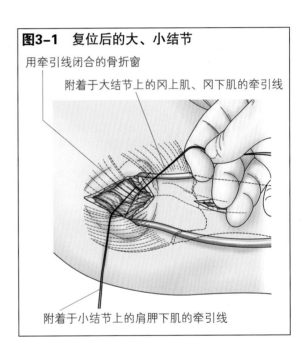

用牵引线闭合的骨折窗

附着于大结节上的冈上肌、冈下肌的牵引线

附着于小结节上的肩胛下肌的牵引线

3 内固定

◆ 接骨板的置入

　　首先从近端切口伸进手指去触诊腋神经并将其上抬，然后从远端切口伸进另一指保护腋神经，在手指的深层置入接骨板（**图4**）。在接骨板上安装导向锁定装置，用两枚钻头套管控制接骨板的方向，操作较为简便易行。

◆ 接骨板的临时固定

　　在接骨板的近端和远端分别用一枚克氏针临时固定，在外旋位及内旋位确定接骨板位置（**图5**）。

图4 置入接骨板

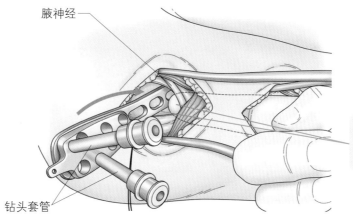

腋神经

钻头套管

从远端切口伸进一手指保护腋神经，在手指的深层置入接骨板

图5 接骨板的临时固定

a.外旋位像

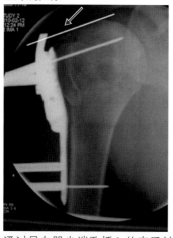

b.内旋位像

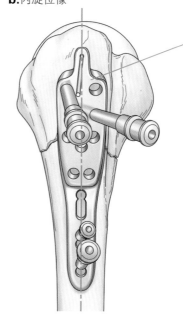

接骨板须与骨干纵轴平行，且置于肱骨头中央位置

通过导向器尖端孔插入的克氏针在肱骨头上缘的高度位置正好。

图6 最终固定并缝合肩袖

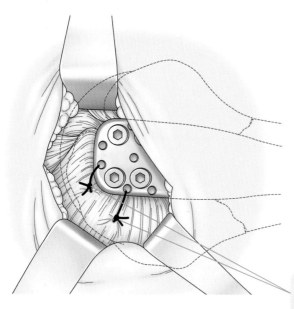

最后将缝合肩袖的缝线固定到接骨板上

图6-1 术后X线片

a.外旋位

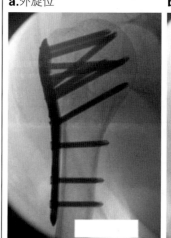

b.内旋位

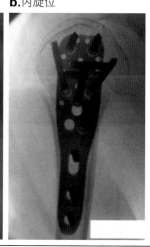

- 处于外旋位时，调整接骨板不要离近端过近或过远。如果过于靠近近端，有发生肩峰下撞击的风险；如果过于靠近远端，则置入肱骨头的螺钉数会减少。
- 处于内旋位时，接骨板须与骨干纵轴平行，且置于肱骨头中央位置。如果接骨板偏于腹侧或背侧，能固定骨折块的螺钉数将减少。

◆ 最终固定并缝合肩袖

接骨板位置确定无误后，依次置入锁定螺钉。最后，将缝合肩袖的缝线固定到接骨板周围的附加孔上（**图6**，**图6-1**）。

高 阶　防止肱骨头内翻再移位的嵌插复位法

1 入路

与**基础**部分相同。

2 复位

应用锁定接骨板固定肱骨近端骨折时，最多见的并发症是由肱骨头内翻再移位引发的螺钉穿进关节内。防止此类并发症有下列3种方法。

（1）同种腓骨移植[2]：必须有骨库可利用。将同种腓骨作为支撑性移植骨植入髓内。

（2）骨胶[3]：是防止再移位的较好方法，缺点是价格昂贵。

（3）嵌插复位法：将肱骨干嵌插入肱骨头内，重建骨性支持，防止内翻再移位。

◆ 肱骨颈内侧骨皮质呈粉碎骨折时（图7）

因为此种情况在解剖复位后不能获得骨性支撑，易出现内翻再脱位的风险，故可将骨干部嵌插入肱骨头内而获得骨性支持。

◆ 外伤当时肱骨头有内翻移位时

在肩袖缝上牵引线，在骨折端插入骨膜剥离子，在肱骨头插入克氏针作为复位的操纵杆，使肱骨干部嵌入肱骨头内（**图8**）。

图7 肱骨颈内侧骨皮质呈粉碎骨折时

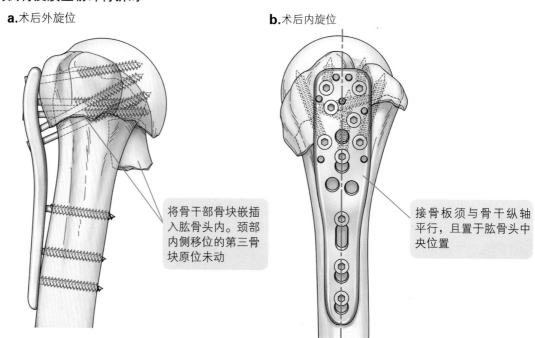

a.术后外旋位

b.术后内旋位

将骨干部骨块嵌插入肱骨头内。颈部内侧移位的第三骨块原位未动

接骨板须与骨干纵轴平行，且置于肱骨头中央位置

图8 肱骨头有内翻移位时

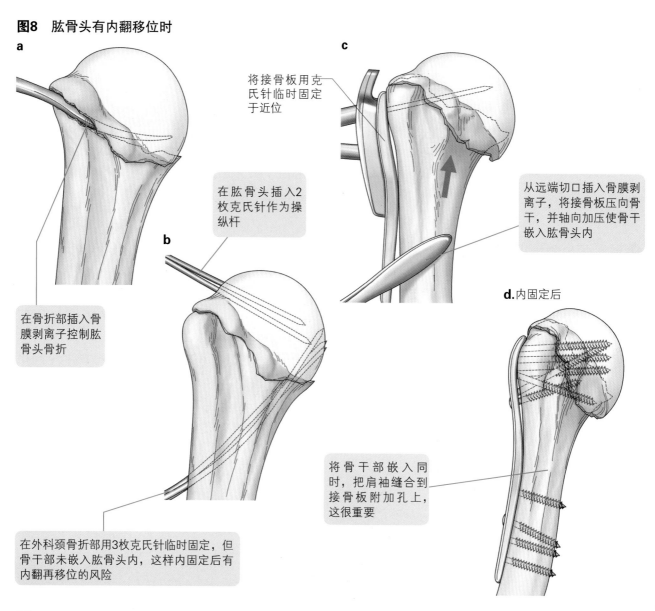

a

b

c

d.内固定后

将接骨板用克氏针临时固定于近位

在肱骨头插入2枚克氏针作为操纵杆

从远端切口插入骨膜剥离子，将接骨板压向骨干，并轴向加压使骨干嵌入肱骨头内

在骨折部插入骨膜剥离子控制肱骨头骨折

将骨干部嵌入同时，把肩袖缝合到接骨板附加孔上，这很重要

在外科颈骨折部用3枚克氏针临时固定，但骨干部未嵌入肱骨头内，这样内固定后有内翻再移位的风险

- 在青壮年患者中，肱骨头内多保有较高质量的松质骨，故图 **8a**、**图 8b** 所示的方法能够施行；但高龄者松质骨质量较差，复位时剥离子会破坏松质骨，因此该方法的应用受到限制。
- 肱骨干部嵌入肱骨头部后，就大大降低了肱骨头内翻再移位的风险（**图 8c**）。在把骨干部嵌入肱骨头部的同时，将肩袖缝合到接骨板上也是十分重要的（**图 8d**）。

3 内固定

与 **基础** 部分相同。

● 文献

[1] 小林　誠，松下　隆.上腕骨近位端骨折の治療戦略Ⅲ.　各手術法の適応と手技・後療法のポイント,Minimally invasive late osteosynthesis.　関節外科, 2008, 27(10): 110-119.

[2] NEVIASER A S, HETTRICH C M, BEAMER B S, et al. Endosteal strut augment reduces complications associated with proximal humeral locking plates. Clin Orthop Relat Res, 2011, 469(12): 3300-3306.

[3] SOMASUNDARAM K, HUBER C P, BABU V, et al. Proximal humeral fractures : the role of calcium sulphate augmentation and extended deltoid splitting approach in internal fixation using locking plates. Injury, 2013, 44(4): 481-487.

上肢

肱骨远端骨折
（包括关节内骨折）

社会医疗法人财团慈泉会相泽医院骨科医长 **山崎　宏**

信州大学医学部运动医学教授 **加藤博之**

基础　小儿肱骨髁上骨折的经皮钢针固定术

1 手术体位

患儿取仰卧位，在手术床旁置放手台，对于体格小的患儿，可将其头和身体的一部分置于手台上（**图1a**），使其从上臂到肘部影像学可见。对于体格大的患儿，也可将影像装置作为手台使用（**图1b**）。

2 复位操作

在肘关节轻度屈曲位下，一边使其内、外翻，一边缓慢地牵引，时间约1 min。如骨折部急剧地过伸复位，血管和神经则有嵌挤在骨折块之间的风险。在X线侧面影像下确认远折端跨越近折端后，术者用拇指顶住鹰嘴向掌侧挤压，使肘关节完全屈曲（**图2**）。患儿手指不能触及上臂时，就可能残存伸直畸形。

◆ 复位后的确认

在肘关节最大屈曲位，有时正位像难以确认，这时可拍摄斜位像观察内外侧皮质是否连续来确认复位的效果（**图3**）。

内外骨皮质向同一方向移位时，可能残存侧方移位，这时可用手指把持远端骨折块进行复位。

远折端与近折端骨折部的宽度异常时，可能残存旋转移位。

内外侧骨皮质不连续时，远端骨折块多有内翻内旋畸形，应将远端骨折块外翻外旋使其复位。

图1 体位

a.体格小的患儿

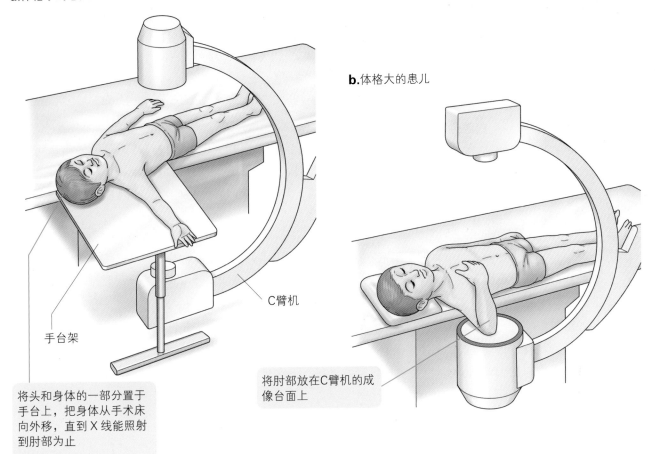

b.体格大的患儿

C臂机

手台架

将头和身体的一部分置于
手台上，把身体从手术床
向外移，直到 X 线能照射
到肘部为止

将肘部放在C臂机的成
像台面上

图2 复位方法

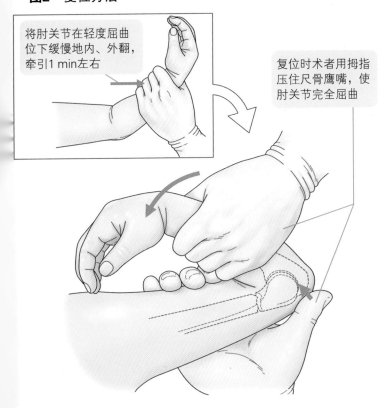

将肘关节在轻度屈曲
位下缓慢地内、外翻，
牵引1 min左右

复位时术者用拇指
压住尺骨鹰嘴，使
肘关节完全屈曲

图3 复位后的确认

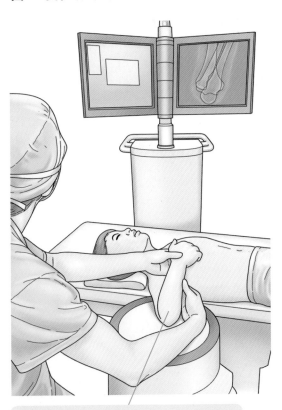

肘关节完全屈曲时拍摄斜位片，确认骨皮质
的连续性是否良好

◆ 从背侧矫正

当残存有短缩移位或背侧成角畸形时，从背侧将克氏针插入骨折部，如杠杆那样撬拨矫正（**图4**）[1]。整复后插入的克氏针原位留置，但因固定性差，术后有移位的可能，最好术后1周左右拔出。

> **手术技巧及注意事项**
>
> *医源性尺神经损伤*
> · 从内、外髁行闭合克氏针内固定效果良好，但医源性尺神经瘫的发生率可达2%~10%[2~4]。小儿在屈肘时，尺神经有时向前滑脱呈半脱位，因此穿入克氏针时有损伤尺神经的风险。不管何种情况，从尺侧穿入克氏针都应在肘关节伸直位时进行[5]。

◆ 从外侧行克氏针固定

用手指触摸到肱骨外髁，通过影像学确定好穿入点后，用手术刀切开皮肤数毫米，穿入克氏针。如果不切开皮肤，克氏针旋转置入时易损伤皮肤，术后容易引起感染。

第1枚克氏针从肱骨外髁刺入，注意仅贯穿骨折部近端的骨皮质。第2枚克氏针从鹰嘴的近外侧刺入，此时克氏针即使进入鹰嘴窝也没问题。为增强固定力，骨折部克氏针间的距离要加大（**图5**）。两枚克氏针最好平行，但在骨折部如出现克氏针交叉的情况时，可追加第3枚克氏针（**图5-1**）。

当影像上需要观察侧位像时，常希望把穿好克氏针的外髁放在上方进行影像投照，这时因上臂不能90°内旋，如强力内旋就会增加骨折部应力。剪短克氏针，务必在上臂外旋位置上进行影像学确认。

◆ 克氏针的处理

克氏针在皮肤外应留有充分长度，然后截断。术后因肿胀克氏针可能埋没于皮下，可能引起感染和切口炎症，应予注意。

图4 从背侧插入钢针撬拨复位

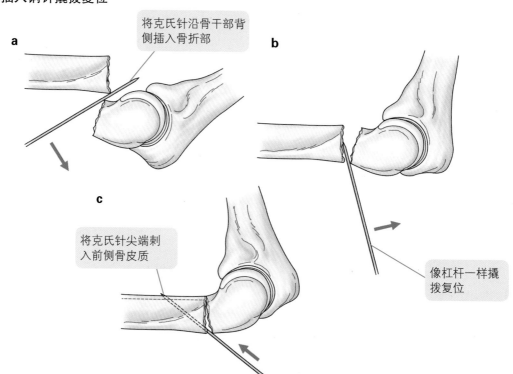

将克氏针沿骨干部背侧插入骨折部

a

b

c

将克氏针尖端刺入前侧骨皮质

像杠杆一样撬拨复位

图5 克氏针的设计

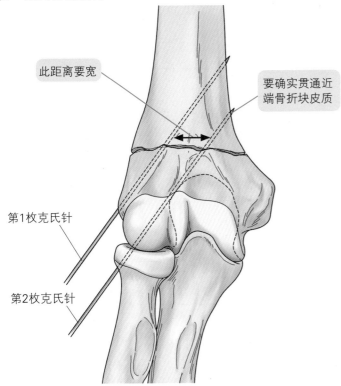

此距离要宽

要确实贯通近端骨折块皮质

第1枚克氏针

第2枚克氏针

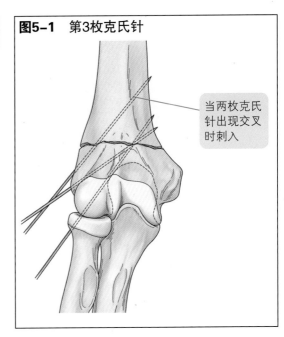

图5-1 第3枚克氏针

当两枚克氏针出现交叉时刺入

高 阶 **肱骨远端骨折切开复位接骨板内固定术**

1 入路

◆ 体位

侧卧位，使用带手架滚轴的手术床。为能在术中观察到前方关节面，应使肘关节屈曲120°以上（**图6**）。

◆ 尺骨鹰嘴骨质切开显露

从尺骨鹰嘴远端4 cm处开始向近端纵行切开，必要时延长切口。

在距尺骨鹰嘴顶端2 cm处楔形截骨。截骨部过远则易切到冠状突，应予注意（**图7**）。开始可用摆锯进行截骨，距关节面数毫米时，为不损伤关节面，可使用骨刀，最后用骨刀像杠杆一样截断鹰嘴，并开大截骨间隙。

图6 体位

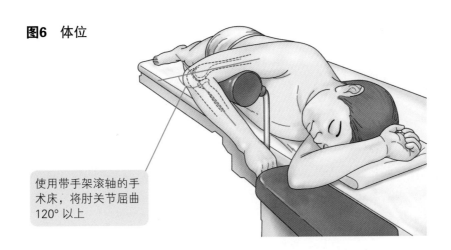

使用带手架滚轴的手术床，将肘关节屈曲120°以上

图7 鹰嘴截骨

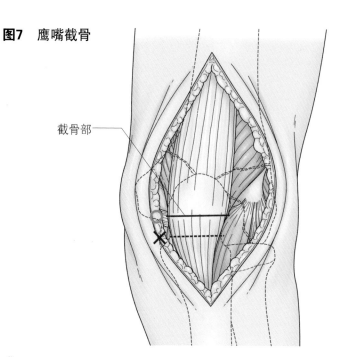

截骨部

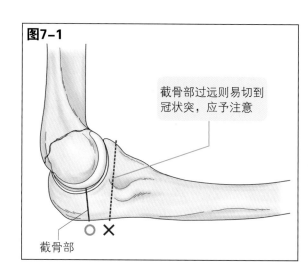

图7-1

截骨部过远则易切到冠状突，应予注意

截骨部

◆ 游离尺神经

应该在上臂近端内侧寻找尺神经，如果在Osborne弓状韧带及骨折部游离寻找尺神经，有损伤尺神经的风险。

应广泛游离尺神经直到前臂为止，并将其向前方移位[6]。屈肌群筋膜从内上髁起长度有5~7 cm的内侧间隔，这部分间隔不切断则可成为术后神经卡压的原因。

2 切开复位

◆ 关节面复位

在肱骨侧（肱骨小头或肱骨滑车），将骨折粉碎程度较轻的一侧作为骨折复位的"地基"，并对鹰嘴窝的皮质及关节面的骨块施行解剖复位（**图8**）。鹰嘴窝的复位对术后防止肘关节伸直受限是十分重要的。

复位后的骨折端骨块较大时，可用松质骨螺钉固定。螺钉固定位置应在靠近关节面的肱骨小头与肱骨滑车的轴线上。

有时可因骨缺损不能保持肱骨滑车的宽度，这时可取髂骨植入骨缺损部。

◆ 髁部重建

重建肱骨髁部及内外侧柱构成的弓形结构十分重要[7]，可根据两柱后方及鹰嘴窝的皮质骨连续性情况进行复位。单靠后方皮质骨复位，可使髁部前倾角减小而残留背伸畸形（**图9**）。因此，在复位时如有必要，应在透视影像指导下，确认好肱骨轴线与关节面形成的前倾角。

固定时可应用克氏针从肱骨髁部向对侧肱骨干皮质进行固定。

3 内固定

◆ 接骨板内固定

与外侧接骨板相比，内侧接骨板选择要略短些。接骨板近端如设计在相同位置，应力过于集中，容易出现骨折。如现存的接骨板对体格较小的患者来说尺寸略大，则有必要将接骨板折弯。

图8 复位

①髁部骨折块较大时应与骨干部进行固定

②鹰嘴窝皮质应完全对合

肱骨滑车

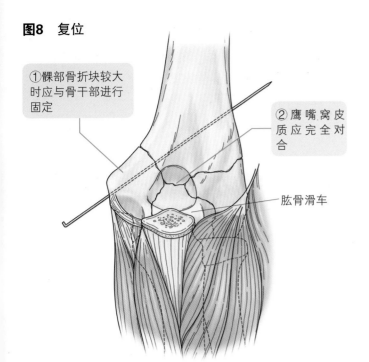

图9 侧位像确认

①单靠后方复位有时会漏诊背伸畸形

②残留背伸畸形时，远端螺钉易突出到关节面前方，导致术后伸直障碍

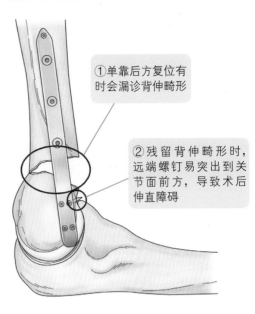

图10 接骨板加压固定

略微过度折弯的接骨板，通过逐渐向骨干部靠紧，可对骨折部有适度的加压作用

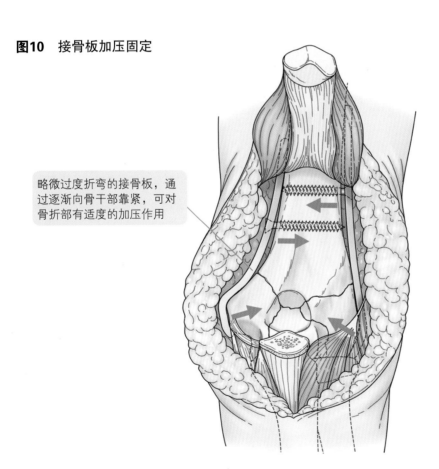

　　首先在近端螺钉孔中置入克氏针，设计最佳的接骨板置放位置。两侧同时放置接骨板时，近端的螺钉孔应置入皮质骨螺钉。逐渐地使接骨板向骨干部加压。这时，略微过度折弯的接骨板，可对骨折部有适度的加压作用（**图10**）。

为防止远位螺钉突入关节内，不要使钻头突破对侧骨皮质，中途可停止，应用测深尺，不断探知软骨下骨的感觉，直到最佳深度。此外，测深尺的方向和长度也须通过影像学确认，这也非常重要。

◆ **鹰嘴的复位固定**

用骨把持钳固定鹰嘴进行肘关节被动活动，确认关节可以平滑地活动，没有复位不良和螺钉突入冠状窝等情况，随后行张力带钢丝克氏针固定。

● **文献**

[1] SAWAIZUMI T, TAKAYAMA A, ITO H. Surgical technique for supracondylar fracture of the humerus with percutaneous leverage pinning. J Shoulder ElbowSurg, 2003, 12(6): 603-606.

[2] BABAL J C, MEHLMAN C T, KLEIN G. Nerve injuries associated with pediatric supracondylar humeral fractures: a meta-analysis. J Pediatr Orthop, 2010, 30(3): 253-263.

[3] LEE K M, CHUNG C Y, GWON D K, et al. Medial and lateral crossed pinning versus lateral pinning for supracondylar fractures of the humerus in children: decision analysis. J Pediatr Orthop, 2012, 32: 131-138.

[4] SLOBOGEAN B L, JACKMAN H, TENNANT S, et al. Iatrogenic ulnar nerve injury after the surgical treatment of displaced supracondylar fractures of the humerus: number needed to harm, a systematic review. J Pediatr Orthop, 2010, 30(5): 430-436.

[5] SKAGGS D L, HALE J M, BASSETT J, et al. Operative treatment of supracondylar fractures of the humerus in children. The consequences of pin placement. J Bone Joint Surg, 2001, 83(5): 735-740.

[6] NAUTH A, MCKEE M D, RISTEVSKI B, et al. Distal humeral fractures in adults. J Bone Joint Surg, 2011, 93(7): 686-700.

[7] O'DRISCOLL S W. Supracondylar fractures of the elbow: open reduction, internal fixation. Hand Clin, 2004, 20(4): 465-474.

上肢

复杂性肘关节不稳定

冈山济生综合医院骨科主任医长　**今谷润也**

　　伴有骨性结构及韧带损伤的肘关节不稳定，称为复杂性肘关节不稳定，其病理损伤的根本原因是尺骨冠状突骨折。

　　在复杂性肘关节不稳定中，治疗上最棘手的是"恐怖三联征"，即肘关节后脱位合并尺骨冠状突骨折及桡骨头颈骨折。本章拟就该病症的手术技术做一阐述。

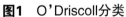

高　阶　　应用Kaplan延长外侧入路的手术切口

　　在尺骨冠状突骨折块复位的同时，多需修复关节囊等前方韧带结构。因此，对骨折块较小的O'Driscoll分类[1]（**图1**）Ⅰ型，或Ⅱ型中的1亚型或2亚型，手术通常应用Kaplan延长外侧入路[2]。

图1　O'Driscoll分类

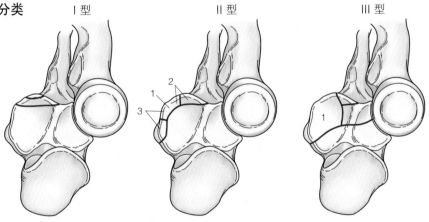

骨折	分型	亚型描述
Ⅰ型：冠状突尖部	1	冠状突骨高度<2 mm
	2	冠状突骨高度>2 mm
Ⅱ型：前内侧	1	前内侧边缘
	2	前内侧边缘+冠状突
	3	前内侧边缘+边缘+缘下结节
Ⅲ型：基底	1	冠状突体部+基底
	2	经鹰嘴基底的冠状突骨折

19

1 切口及深部显露

皮切口以肱骨外上髁为中心，近端6 cm，远端4 cm（**图2**，红线）。采用Kaplan延长外侧入路，于桡侧腕长伸肌、腕短伸肌与指总伸肌之间进入（**图2**，蓝线）。

在近端，将桡侧腕长伸肌、腕短伸肌的止点整体从肱骨切离，切开关节囊（**图3**）。在切口的远端，可看到骨间背神经，使前臂呈旋前位，以避开术野中向内走行的骨间背神经，将桡侧副韧带前缘切开至环状韧带。环状韧带最好行"Z"状切开以便于其后的缝合。应用Hohmann钩或长筋钩插入肱骨滑车部的内侧壁后，就可充分显露肱骨小头到肱骨滑车部、桡骨头颈及冠状突等结构（**图3**）。

图2 Kaplan延长外侧入路的皮切口

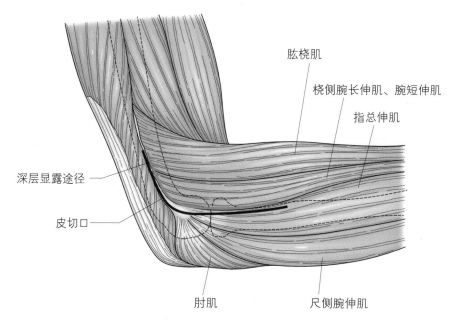

图3 Kaplan 延长外侧入路的深层显露

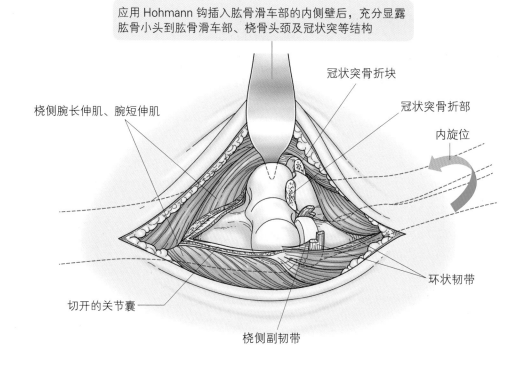

2 切开复位、内固定及韧带修复

◆ 尺骨冠状突的内固定

Garrigues等[3]报道了内固定的Lasso技术。依据此技术可将冠状突骨折块及关节囊等肘前方结构，用合成可吸收性外科缝线（PDS Ⅱ）或不可吸收线一并贯穿挂线，从尺骨后方拉出缝合（**图4a**）；或者在骨折部（冠状突的基底部）置入缝合锚钉，用缝合线将骨折块及前方关节囊等穿线缝合（**图4b**）。前者可应用靶导向器（梅奥肘关节系统器械，Acumed公司），从尺骨后方用直径1.8 mm的克氏针钻成骨孔，然后用对折成双股的0.4 mmPDS Ⅱ从后方穿过骨孔，把线穿过前方结构后，再将该PDS Ⅱ或不可吸收线从后方拉出（**图5**）。

图4 Garrigues等[3]报道的Lasso技术

a.用PDS Ⅱ或不可吸收线的缝合法

b.锚钉缝合法

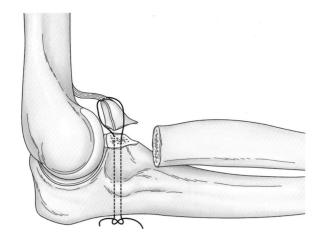 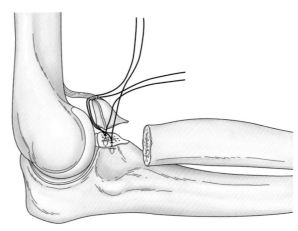

图5 应用靶导向器的骨孔制作法

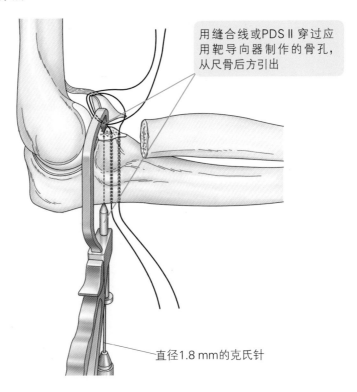

用缝合线或PDS Ⅱ穿过应用靶导向器制作的骨孔，从尺骨后方引出

直径1.8 mm的克氏针

◆ 桡骨头颈部的内固定

在桡骨头颈部骨折中，首先在直视下将桡骨头的关节面解剖复位，用mini规格无头螺钉（DTJ mini螺钉等）配套的导针临时固定（**图6a**），然后用无头螺钉逐一固定。此操作将桡骨头骨折块完整固定成一块（**图6b**）。

其次进行桡骨颈部固定，这时应注意尽可能不损伤骨膜的连续性。有时桡骨头粉碎严重的骨折复位十分困难，这时可将部分桡骨头骨折块临时拿到体外进行复位固定，然后再将其归复原位。在不影响固定较大的桡骨头骨折块的无头螺钉的情况下，用无头螺钉（DTJ mini螺钉等）配套的导针斜向穿针临时固定（**图6c**），然后再用无头螺钉固定（**图6d**）。通常内固定需要同样的螺钉2枚。

有的病例桡骨颈部骨折粉碎明显或有骨缺损，用上述无头螺钉内固定后可发生短缩移位，难以达到满意的骨折复位与内固定。为了避免出现上述情况，可取自体髂骨或尺骨鹰嘴的松质骨进行骨移植，并应用该部位骨折专用的锁定接骨板行接骨内固定术（**图6e**）。接骨板置放位置应在前臂旋转时不造成近端桡尺关节功能障碍的区域，即"安全区"（**图7**）[4]内。对于骨折高度粉碎，不能达到早期坚强固定的病例，为获得肘关节的稳定性，应考虑施行人工桡骨头置换术。

◆ 韧带修复

最后，将游离的桡侧腕长伸肌、腕短伸肌和关节囊及环状韧带作为整体仔细修复缝合。外上髁部也可以置入缝合锚钉进行修复。

需要修复内侧韧带复合体的病例，可在内上髁部加一5 cm弧形切口，保护好尺神经，显露出韧带损伤部分。在内上髁基底部置入缝合锚钉，将内侧副韧带（MCL）及同时损伤的屈肌群用线缝合修复。上臂肌肉和前方关节囊也要尽可能修复（**图8**）[5]。

图6　桡骨头颈部骨折切开复位内固定

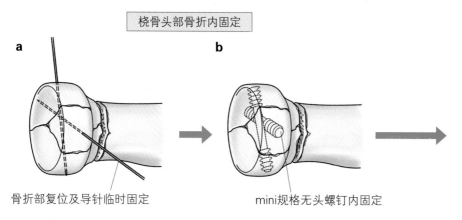

| 桡骨头部骨折内固定 |
| a 骨折部复位及导针临时固定 | b mini规格无头螺钉内固定 |

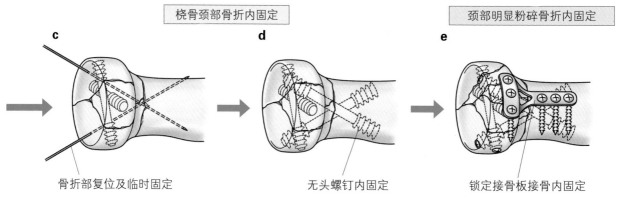

| 桡骨颈部骨折内固定 | 颈部明显粉碎骨折内固定 |
| c 骨折部复位及临时固定 | d 无头螺钉内固定 | e 锁定接骨板接骨内固定 |

22

图7 Smith[4]等提出的"安全区"

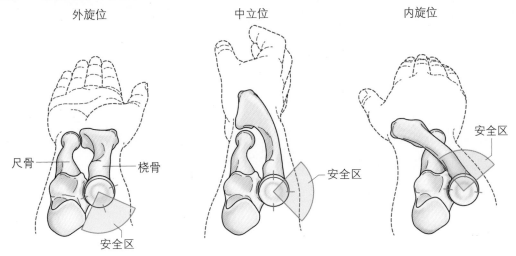

外旋位　　　　　　　　　中立位　　　　　　　　　内旋位

尺骨　　桡骨　　安全区　　安全区　　安全区

图8 应用缝合锚钉行内侧副韧带（MCL）复合体修复术（近侧部断裂病例）

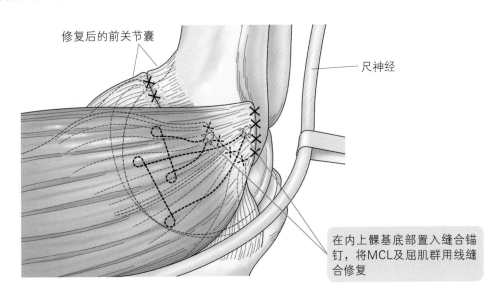

修复后的前关节囊

尺神经

在内上髁基底部置入缝合锚钉，将MCL及屈肌群用线缝合修复

　　术后将肘关节取90°屈曲位、前臂中间位石膏固定，患肢抬高。原则上，患肢术后1周内开始活动度训练，术后3周，患肢多可达到伸直-20°的程度。

后入路手术

伴有尺骨鹰嘴骨折的O'Driscoll分类Ⅲ型（基底型）可应用后入路手术。

1 从皮切口到深部显露

避开尺骨鹰嘴部滑囊，切长8~10 cm弧形切口进入（**图9**）。尽量减少骨膜剥离，为观察关节面，可沿关节间隙切开关节囊显露骨折部。将骨折部新鲜化后，充分冲洗。

2 切开复位内固定

本组病例因多有严重粉碎骨折，因此，关节面的解剖复位和恢复尺骨解剖学长度是极其重要的。

将骨折部的冠状突骨折块复位，骨折块较小时，与前述一样，将冠状突骨折块与前方关节囊用PDSⅡ或非吸收线缝合后从尺骨后方拉出（**图10a**）。如基底型那样的较大骨块，对可用拉力螺钉或无头螺钉内固定（**图10b**）。

伴有关节面塌陷骨折时，要仔细地将骨折块上抬复位（**图11a**），用细的克氏针从下方支起后进行内固定（**图11b**）。为防止由此出现的骨缺损部再塌陷，多应施行楔状人工骨移植（**图11c**）。最后，用骨钳把持住肱三头肌腱附着的尺骨鹰嘴骨折块，在肘关节伸直位时，确认好关节面、后方及侧方的骨皮质已经复位。保持骨块处于满意的复位状态，施行张力带钢丝内固定（**图11d**）。

严重粉碎骨折的病例，可先用AO小骨钳或克氏针临时固定（**图12a**），然后，应用鹰嘴专用的锁定接骨板行内固定。如有可能，可应用通过接骨板的拉力螺钉对冠状突骨折块进行固定（**图12b**）。

有多处纵向骨折线的病例，很难恢复尺骨的解剖学长度并获得稳定，这时要毫不犹豫地施行取自髂骨的自体骨移植（**图13**）。

图9 后入路弧形切口

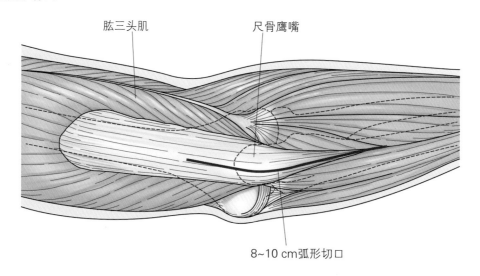

肱三头肌　　　尺骨鹰嘴

8~10 cm弧形切口

图10 冠状突骨折块的复位及内固定

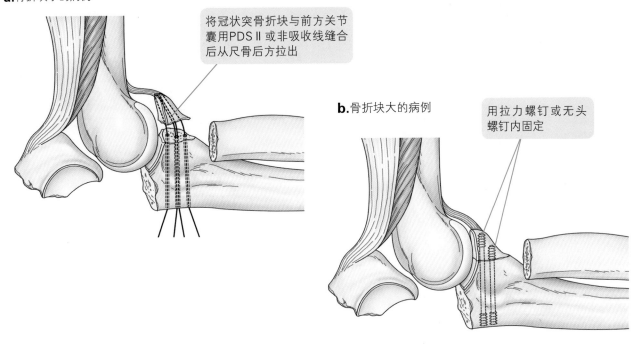

a. 骨折块小的病例

将冠状突骨折块与前方关节囊用PDS II 或非吸收线缝合后从尺骨后方拉出

b. 骨折块大的病例

用拉力螺钉或无头螺钉内固定

图11 伴有关节面塌陷骨折时的鹰嘴复位及内固定

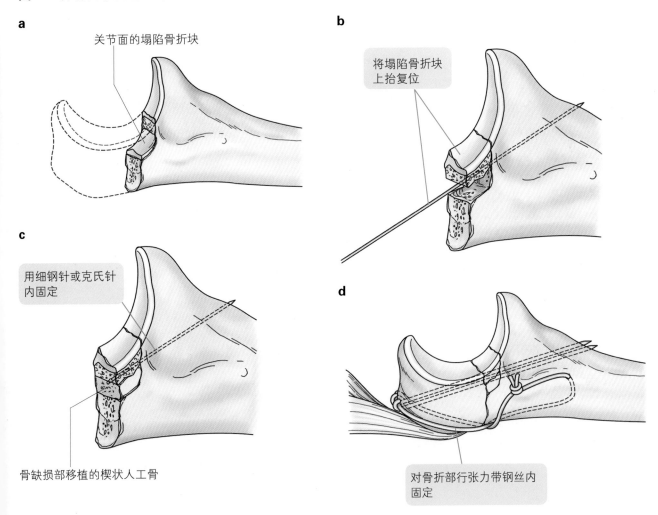

a

关节面的塌陷骨折块

b

将塌陷骨折块上抬复位

c

用细钢针或克氏针内固定

骨缺损部移植的楔状人工骨

d

对骨折部行张力带钢丝内固定

图12　严重粉碎骨折时的内固定

a.用AO小骨钳或克氏针临时固定

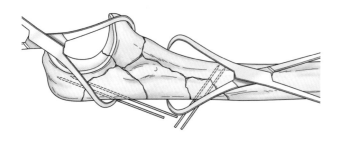

b.用鹰嘴专用的锁定接骨板内固定

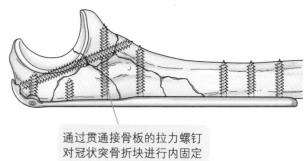

通过贯通接骨板的拉力螺钉
对冠状突骨折块进行内固定

图13　极严重粉碎骨折病例的内固定

a

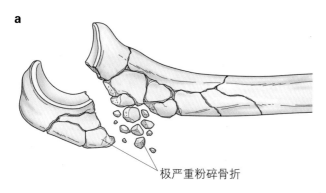

极严重粉碎骨折

接骨板内固定及
自体髂骨移植

b

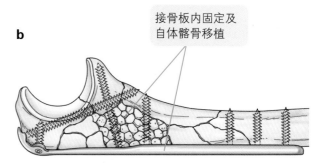

　　除以上阐述的两种骨折类型外，其他骨折类型，如含有内侧韧带复合体前斜走纤维远端止点Sublime结节处的骨折，应选择内侧入路，并应用支撑接骨板进行坚强的内固定。在做出对含有冠状突骨折处理等治疗策略的决定时，不仅要对术前X线及CT（计算机断层扫描）等骨性因素进行评价[6]，还应通过术前造影及术前、术中的应力检查[7]等手段对软组织因素进行详细评价，这也是十分重要的。

●文献

[1]O'DRISCOLL S W, JUPITER J B, et al. Difficult elbow fractures：Pearls and pitfalls. Instr Course Lect, 2003, 52：113-134.
[2]今谷潤也，森谷史朗，ほか. Kaplan extensile lateral approachを用いた尺骨鉤状突起骨折の手術的治療.骨折(印刷中).
[3]Garrigues G E, Wray Ⅲ W H, et al. Fixation of the coronoid process in elbow fracture-dislocation. J Bone Joint Surg, 2011, 93：1873-1881.
[4]Smith G R, Hotchkiss R N.Radial head and neck fractures：anatomic guidelines for proper placement of internal fixation. J Shoulder Elbow Surg, 1996, 5：113-117.
[5]今谷潤也.新鮮外傷性肘関節靱帯損傷の診断と治療；上肢スポーツ損傷の診断と治療.臨床スポーツ医学，2009，26：523-532.
[6]今谷潤也，森谷史朗，ほか.尺骨鉤状突起骨折の画像診断. 日肘会誌(印刷中).
[7]今谷潤也.肘関節造影//上腕・肘関節・前腕. 中山書店，2008：63-69.

上肢

桡骨、尺骨骨干部骨折

济生会神奈川县骨科部长　**山中一良**

 桡骨、尺骨骨干部骨折接骨板固定术

1 入路

桡骨、尺骨双骨折时，如应用一个切口入路，两骨间有发生异位骨化的风险，应予避免。

内固定的顺序通常应先固定尺骨，这样手术操作容易。但是，在复杂骨折时，则应先固定简单骨折的一侧。

◆ 桡骨的手术入路（Thompson 入路）

前臂内旋位，应用X线透视装置在骨折部皮肤上做好标记。在桡骨Lister结节与肱骨外上髁之间连线上，切口按预安放的接骨板的长短切开皮肤（**图1**）。

在桡侧腕短伸肌与指伸肌之间进入，分别向掌侧及背侧进行剥离，再将拇长展肌向背侧牵拉后，可显露出其下的桡骨（**图2**）。桡骨近端被旋后肌覆盖，旋后肌下面有桡神经深支走行。因此，在该部位显露时，常常有必要切开部分旋后肌以探查神经，避免损伤。

> **手术技巧及注意事项**
>
> · 骨折部显露时尽量减少骨膜剥离，有多个骨折块时也要注意不要把骨折块从骨膜上剥离下来。

◆ 尺骨的手术入路

应用X线透视装置在骨折部皮肤上做好标记。肘关节屈曲，前臂垂直位下进行手术。

从尺骨茎突至尺骨鹰嘴连线上，按预安放的接骨板的长短切开皮切口。在尺侧腕屈肌与尺侧腕伸肌之间进入，将两肌分别向掌侧及背侧牵拉后到达尺骨（**图3**）。在骨折部操作时，注意保护骨膜。

图1 桡骨干部的Thompson入路

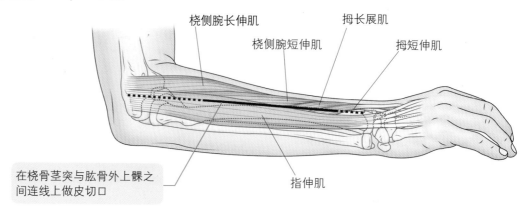

桡侧腕长伸肌
桡侧腕短伸肌
拇长展肌
拇短伸肌
指伸肌

在桡骨茎突与肱骨外上髁之间连线上做皮切口

图2 骨折部（深层）的显露

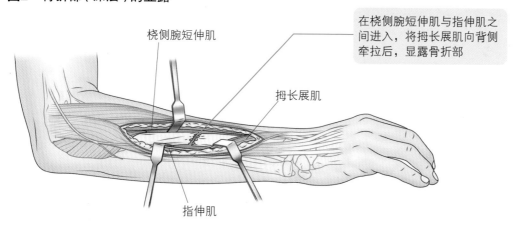

桡侧腕短伸肌
拇长展肌
指伸肌

在桡侧腕短伸肌与指伸肌之间进入，将拇长展肌向背侧牵拉后，显露骨折部

图3 尺骨入路

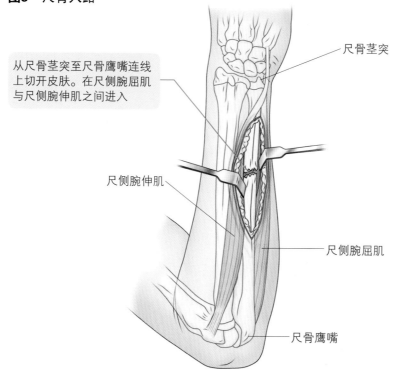

尺骨茎突

从尺骨茎突至尺骨鹰嘴连线上切开皮肤。在尺侧腕屈肌与尺侧腕伸肌之间进入

尺侧腕伸肌
尺侧腕屈肌
尺骨鹰嘴

图4 接骨板预弯

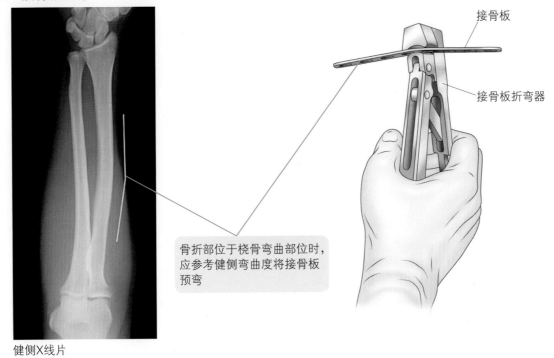

接骨板

接骨板折弯器

骨折部位于桡骨弯曲部位时，应参考健侧弯曲度将接骨板预弯

健侧X线片

2 切开复位

接骨板应选择远、近端各能固定3个螺钉的长度。进行复位时应仔细观察骨折的形态，注意纠正旋转畸形。

骨折部如位于桡骨曲度最大部位时，应参考健侧X线片将接骨板预弯（**图4**）。

> **手术技巧及注意事项**
>
> ·如果无视桡骨干的生理弯曲，在应力状态下行接骨板固定，前臂易出现旋转受限。应用锁定接骨板时，在预弯时要注意确保锁定孔不变形。

3 内固定

骨折复位后，在理想的位置安放好接骨板，并用把持钳子临时固定。应用与螺钉直径匹配的钻头钻孔，在远、近端分别拧上螺钉固定（**图5**）。

骨质较硬时，置入螺钉过程中骨折易出现再移位，因此，即使应用自攻螺钉时也以预先攻丝为好。

如欲对骨折部加压，可利用动力加压孔行螺钉固定（**图6**）。

如欲对斜骨折加压，可跨越骨折线斜行钻孔，靠近一端的钻孔可略大于螺钉直径，由此可望获得拉力螺钉的加压效果（**图5**）。

标准螺钉与锁定螺钉同时并用时，应在标准螺钉置入完成后，再置入锁定螺钉。

有骨缺损时，应行髂骨植骨。

内固定后应确认有无前臂旋转受限。为了术后早期即可进行活动度训练，骨折固定必须确切可靠。

图5 接骨板固定

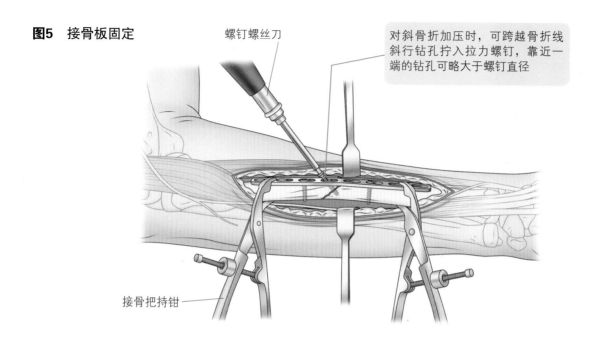

螺钉螺丝刀

对斜骨折加压时，可跨越骨折线斜行钻孔拧入拉力螺钉，靠近一端的钻孔可略大于螺钉直径

接骨把持钳

图6 通过动力加压孔加压（应用LC-DCP接骨板时）

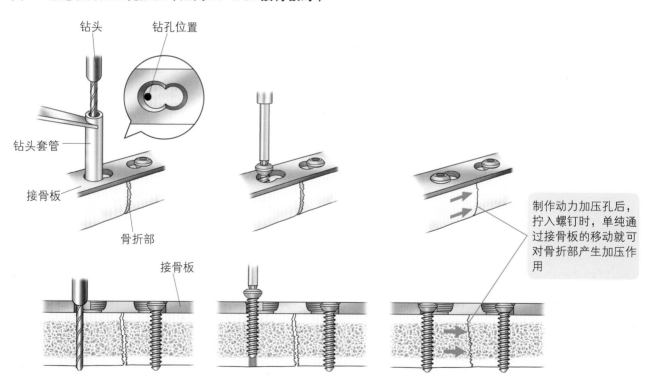

钻头

钻孔位置

钻头套管

接骨板

骨折部

接骨板

制作动力加压孔后，拧入螺钉时，单纯通过接骨板的移动就可对骨折部产生加压作用

高 阶　　　**对桡骨、尺骨骨干部骨折的微创接骨板技术**

1 适应证与禁忌证

◆ 适应证

对本骨折施行的微创接骨板技术（minimally invasive plate osteosynthesis, MIPO），在前臂切开显露部位不会形成大的手术瘢痕，且可达到与以往接骨板内固定相同的效果。

移位小且复位容易的骨折是其适应证。因为术野小，复位几乎完全在X线透视下进行。

桡骨或尺骨的单独骨折是良好的适应证。前臂双骨折即使手术技术略复杂一点，也可施行MIPO手术。

桡骨中段1/3处骨折也是MIPO手术的良好适应证。

◆ 禁忌证

桡骨近端有丰富的肌肉覆盖，手术操作应予注意，特别是桡骨颈部附近，骨间背神经沿骨表面走行，手术有损伤神经的风险，是MIPO手术的禁忌证。

损伤邻近关节的骨折（如Monteggia骨折或Galeazzi骨折）、有短缩移位的骨折及粉碎骨折等也是手术禁忌证。

估计MIPO手术施行困难时，应毫不迟疑地将手术变更为常规的切开复位术，这也是十分重要的注意事项。

2 入路

◆ 桡骨的手术入路

透视下确认骨折部位，在皮肤上做好标记。

在桡骨上确定好Lister结节与肱骨外上髁的连线，于骨折远端及近端沿骨长轴各切开约2 cm长皮切口，以便插入接骨板及进行螺钉固定。

心中想着Thompson手术入路，从骨折远端切口进入，在肌肉与肌腱之间进行分离并到达骨膜上，用骨膜剥离子分离预安放接骨板部位的骨膜与肌肉之间的间隙，并跨越骨折部直到骨折的近端（**图7**）。在分离时注意勿损伤前臂外侧皮神经和桡神经浅支。在近端的皮切口与肌间隙的分离也同样到达骨膜上。

◆ 尺骨的手术入路

在尺骨茎突与尺骨鹰嘴连线上，于骨折远端及近端沿骨长轴各切开约2 cm长皮切口，以便插入接骨板及螺钉固定。在尺侧腕伸肌与尺侧腕屈肌之下的骨膜上，从骨折远端向近端在预安放接骨板的位置，用骨膜剥离子进行分离。

3 复位及内固定

对骨折线位于骨干弯曲部的病例，接骨板应事先做好预弯。

在X线透视下，徒手或用钳子把持远、近端的骨质进行复位。注意不要残留旋转畸形。

从远端切口把接骨板插入骨折部的骨膜上（**图8**）。这时要特别注意接骨板与骨之间不能夹有肌肉、肌腱与神经。

从近端及远端切口分别用Kocher钳或骨膜剥离子调整接骨板位置。因为不能用把持钳保持接骨板位置，所以，钻孔和置入螺钉均要在X线透视下徒手进行（**图9**）。

有侧方移位时，固定好骨折一端的接骨板后，另一骨折端可通过螺钉接骨板提拉复位（**图10**）。

接骨板固定后，再次在X线透视下确定复位情况，并检查前臂旋转活动度。

图7 桡骨干骨折的微创入路

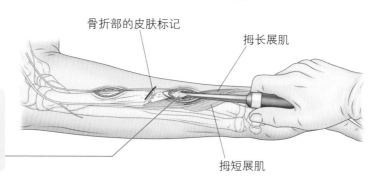

心中想着 Thompson 手术入路，在肌肉与肌腱之间分离到达骨膜上，用骨膜剥离子分离进入，直到跨越骨折部到达骨折近端

骨折部的皮肤标记

拇长展肌

拇短展肌

图8 插入接骨板

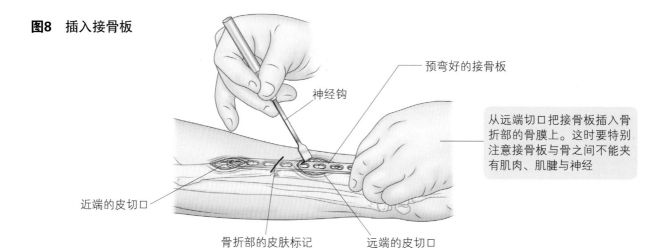

神经钩

预弯好的接骨板

从远端切口把接骨板插入骨折部的骨膜上。这时要特别注意接骨板与骨之间不能夹有肌肉、肌腱与神经

近端的皮切口

骨折部的皮肤标记

远端的皮切口

图9 螺钉孔的制作

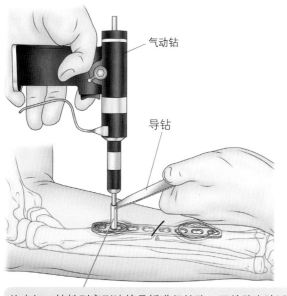

气动钻

导钻

从皮切口钝性剥离到达接骨板进行钻孔，因前臂皮肤活动性大，通过牵拉皮肤，即使用小的皮切口也能打入3枚螺钉进行固定

图10 有侧方移位时的复位

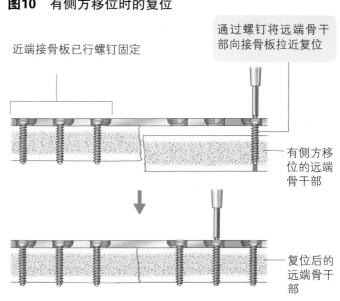

近端接骨板已行螺钉固定

通过螺钉将远端骨干部向接骨板拉近复位

有侧方移位的远端骨干部

复位后的远端骨干部

32

●文献

[1]藤井克之総監訳, CANAL S T. キャンベル整形外科手術書:第1巻. 10版. 東京:
エルゼビア・ジャパン, 2007:104-112.

[2]RÜEDI T P, MURPHY W M. AO principles of fracture management, New York:
Thieme, 2000:341-354.

[3]BAUER G, ARAND M, MUTSCHLER W. Post-traumatic radioulnar synostosis
after forearm fracture osteosynthesis. Arch Orthop Trauma Surg, 1991,
110(3):142-145.

[4]山中一良. 前腕骨骨幹部骨折に対するMIPO. MB Orthop, 2006, 19(10):1-7.

上肢

桡骨远端骨折

日本医科大学大学院医学研究所外科系骨科　**须藤悦宏**
日本医科大学大学院医学研究所外科系骨科副教授　**泽泉卓哉**

自2000年Orbay[1]发表了桡骨骨折锁定接骨板内固定效果良好的报道以来，该方法逐渐被公认为治疗该骨折的最佳方法，但由此而出现新的并发症也有散见报道[2]。因此，近年来有关该骨折接骨板内固定方法众说纷纭，莫衷一是。

基础　背侧移位的关节外骨折（基于Kapandji法[3]的临时克氏针撬拨复位法）

1 掌侧入路（桡侧腕屈肌入路）

在桡侧腕屈肌（FCR）正上方，从近端腕关节皮纹起向远端纵行切开皮肤，长度约与拟安放接骨板的长度相同。从FCR与桡动脉之间进入，不要切开FCR腱鞘，将其向尺侧牵引，纵行切开前臂筋膜显露深部。将桡动脉牵向桡侧，把深层的拇长屈肌（FPL）向尺侧牵引后就可显露出旋前方肌（PQ）（**图1**）。从PQ远端缘起沿外侧缘行L形切开，骨膜下翻转后即可显露桡骨掌侧骨折部。从PQ远端到分水岭[4]之间存在1 cm纤维性组织（中间纤维区），将其锐性切开并游离，确保接骨板的安放位置妥当（**图2**）。

图1　PQ显露

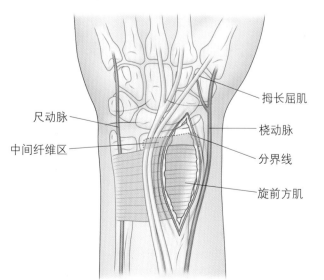

拇长屈肌
尺动脉
桡动脉
中间纤维区
分界线
旋前方肌

图2　桡骨掌侧骨折部显露

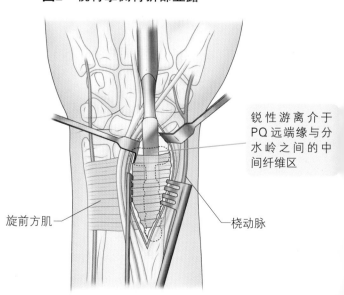

锐性游离介于PQ远端缘与分水岭之间的中间纤维区
旋前方肌
桡动脉

2 切开复位

◆ 掌侧骨折部的复位（矫正尺骨变异）

利用背侧连续性的软组织手法牵引行韧带复位，继而从背侧向掌侧推压远端骨折块，使掌侧骨折获得复位（**图3**）。掌侧骨折复位后尺侧移位也可纠正。在X线透视下确认复位情况及稳定性。

◆ 背侧撬拨针插入（矫正掌倾角）

经皮向背侧骨折部插入直径2.0 mm的克氏针，将其向远端撬拨，通过其杠杆作用矫正掌倾角。透视确认复位后，用基于Kapandji法的撬拨克氏针贯穿对侧骨皮质。为不妨碍其后的接骨板安放，尽量不要穿透掌侧骨皮质（**图4**）。

◆ 桡侧撬拨针插入（矫正桡倾角）

向桡侧骨折部插入直径2.0 mm的克氏针，同样将其向远端撬拨，矫正桡倾角。透视确认后，用基于Kapandji法的撬拨克氏针固定。从多角度透视确认复位情况，注意勿残留旋转畸形。如果临时固定不稳定，也可从桡骨茎突处追加克氏针固定。可加小切口，钝性皮下游离，以免损伤桡神经浅支。

图3 掌侧骨折部复位

图4 背侧插入撬拨针

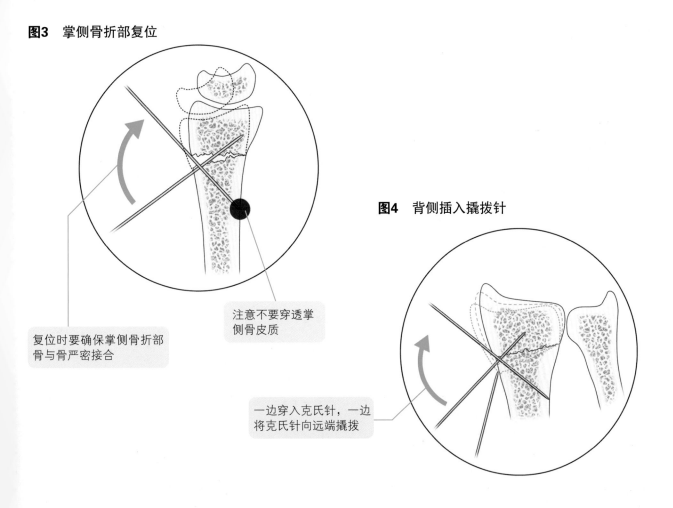

注意不要穿透掌侧骨皮质

复位时要确保掌侧骨折部骨与骨严密接合

一边穿入克氏针，一边将克氏针向远端撬拨

3 内固定

目前，各种锁定接骨板不断普及，应用接骨板时应熟知各类接骨板的特性。笔者目前应用的是DVR解剖型接骨板，该接骨板在桡骨近端通过软骨下双孔支撑法，对关节面背侧及中心部的软骨下骨提供支持，进而可达到固定的目的。

为不影响屈肌腱的滑动，固定不应超越分水岭，且在X线侧位片上，Soong等人[5]推荐零突出，即以桡骨的月状骨窝掌侧隆起部顶点的垂直延长线为界线（critical line），接骨板安放的位置应位于该线的下方（**图5**）。

在接骨板近端的椭圆孔先临时固定，微调接骨板远端。在接骨板远端近排最尺侧的克氏针孔内插入直径1.6 mm的克氏针，在X线透视下确认背侧的软骨下支撑是否适当，用此克氏针对远端骨折块与接骨板做临时固定（**图6**）。

顺次置入远端锁定螺钉，注意勿进入关节内。为保护伸肌腱，置入远端螺钉时注意不要穿透背侧骨皮质，钻孔后置入螺钉。必要时进行尺偏微调，然后行近端螺钉固定。

◆ 修复切断的旋前方肌

虽然也有报道[6]说术后疗效差异不大，但因拇长屈肌腱在桡骨月状骨窝掌侧隆起顶点的桡侧5~10 mm处滑行[7]，所以将接骨板埋在切断及翻转后的旋前方肌与中间纤维区下，达到重建拇长屈肌腱滑动部的目的，这是明智的选择。

图5 确认接骨板安放位置

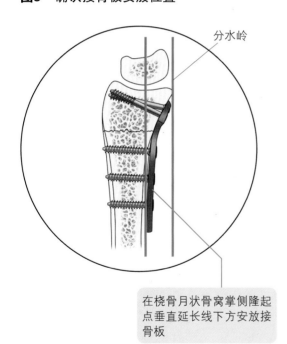

分水岭

在桡骨月状骨窝掌侧隆起点垂直延长线下方安放接骨板

图6 接骨板临时固定

直径2.0 mm的克氏针

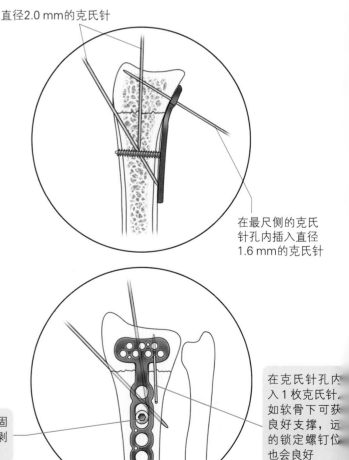

在最尺侧的克氏针孔内插入直径1.6 mm的克氏针

将椭圆孔用螺钉临时固定，在透视下用小骨膜剥离子微调接骨板

在克氏针孔内入1枚克氏针，如软骨下可获良好支撑，远的锁定螺钉位也会良好

高 阶 背侧移位型的关节外骨折（髁固定法）

将骨折的远端先用锁定接骨板固定，再应用此方法行手法复位固定[8]。另外，用基础手法整复矫正掌倾无效时，可追加应用此方法。

1 掌侧入路（微创小切口）

尽管前述入路完全可行，但从微创美容角度来讲，可采用小切口完成手术[9]。在桡侧屈腕肌正上方，近端腕横纹处做一长约2.5 cm 的掌侧远端横切口，在旋前方肌近侧缘再加一长约1.5 cm 近端纵切口（**图7**）。在桡侧腕屈肌尺侧有正中神经掌侧支走行，在桡骨茎突附近有前臂外侧皮神经分支走行，注意勿损伤这些皮神经。

各个皮切口都与桡侧腕屈肌入路同样进入，从远端皮切口确认旋前方肌远侧缘，从近端切口确认旋前方肌近侧缘。将旋前方肌从远侧缘到近侧缘由桡骨掌侧面进行骨膜下剥离，做成隧道状并保护好（**图7**）。

2 复位及内固定

◆ 手法复位

手术前做好计划，预先确定好安放接骨板及远端置入锁定螺钉的位置。一边手法牵引，一边将远端骨折块从背侧向掌侧按压，进行手法复位。此时尽可能将掌侧骨折块复位，其后的操作就将容易许多。复位后如不稳定，也可在手法复位后将远端骨折块用克氏针临时固定。

从远侧皮切口将接骨板滑行插入旋前方肌肌腹下。在接骨板远端的克氏针孔打入一枚直径1.6 mm的克氏针，在透视下确认软骨下支撑确切可靠后，将远端骨折块与接骨板临时固定，逐一置入远端的锁定螺钉进行固定。此操作可基本确定掌倾与桡倾角度。为获得良好的复位，必须确保软骨下良好的支撑。在软骨下支撑部位，一定要特别注意置入的远端锁定螺钉必须与关节面连线平行（**图8**）。

图7 入路

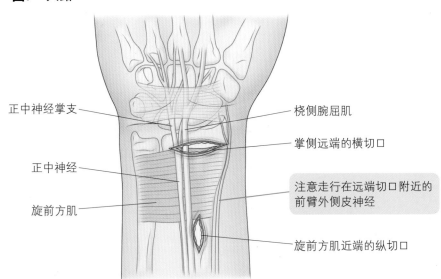

正中神经掌支　　　　　　　　桡侧腕屈肌

正中神经　　　　　　　　掌侧远端的横切口

旋前方肌　　　　　　　　注意走行在远端切口附近的前臂外侧皮神经

旋前方肌近端的纵切口

为预防螺钉穿入关节内，置入螺钉时，不仅须透视侧位像，而且须行解剖侧斜位像（anatomic tilt lateral view）[10]透视（管球向远侧倾斜20°~30°），以确定桡骨月状骨窝及舟骨窝软骨下骨的螺钉置入位置（**图9**）。

◆ **复位固定**

手法复位完成后，用骨钳子从掌背侧将远端骨块与接骨板把持住，用骨膜剥离子将接骨板近端压向桡骨骨干部。通过近端皮切口，用小的骨膜剥离子将螺钉插入螺钉孔，并对接骨板位置进行微调，纠正掌倾、桡偏及尺偏，力争解剖复位（**图10**）。健侧的测量值是复位的目标和标准。骨折复位满意后，置入近端的螺钉固定（**图10**）。

充分发挥骨膜剥离子复位杠杆的作用，在手法复位时注意要使接骨板近端从桡骨骨干部翘起，这非常重要。这时手法复位到掌倾角为0°左右，接骨板要通过滑行插入旋前方肌肌层下。如果掌倾角矫正不足，是由于远端接骨板置放的位置不佳所导致的，这点要加以注意。

图8 接骨板临时固定

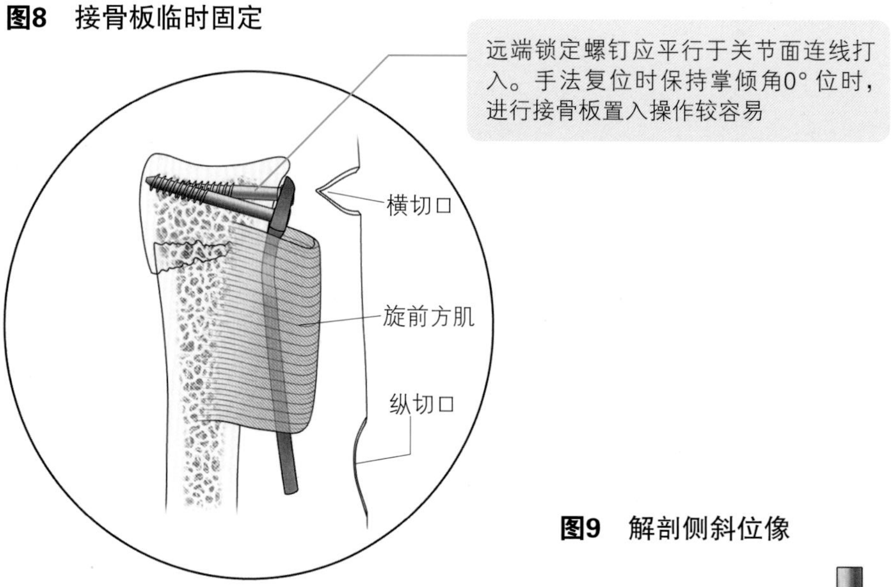

远端锁定螺钉应平行于关节面连线打入。手法复位时保持掌倾角0°位时，进行接骨板置入操作较容易

横切口

旋前方肌

纵切口

图9 解剖侧斜位像

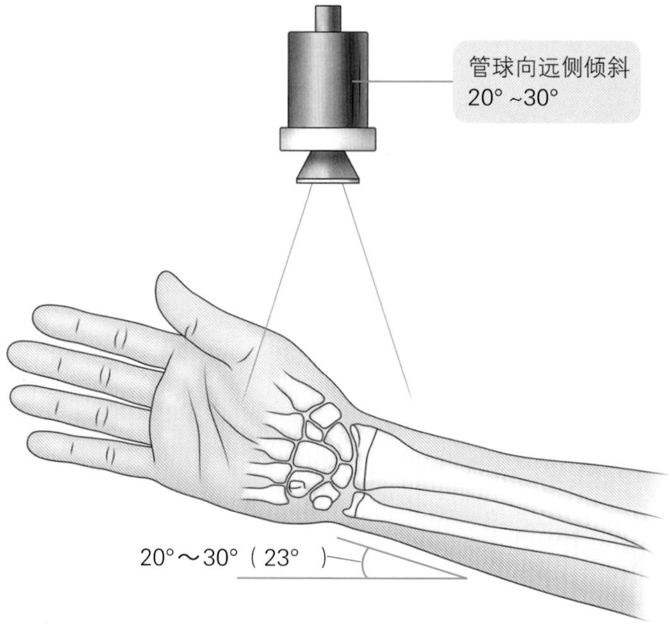

管球向远侧倾斜20°~30°

20°~30°（23°）

38

图10 用小骨膜剥离子微调接骨板位置

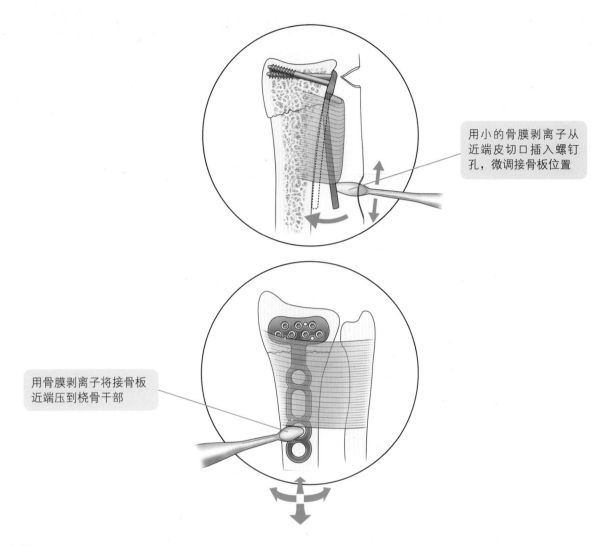

用小的骨膜剥离子从近端皮切口插入螺钉孔，微调接骨板位置

用骨膜剥离子将接骨板近端压到桡骨干部

●文献

[1] ORBAY J L. The treatment of unstable distal radius with volar fixation. Hand Surg, 2000, 5: 103-112.

[2] SOONG M, VAN LEERDAM R, et al. Fracture of the distal radius: Risk factors for complications after locked volar plate fixation, J Hand Surg, 2011, 36: 3-9.

[3] KAPANDJI A. Losteosynthese par double embrochage intrafocal. Ann Chir, 1976, 6: 903-908.

[4] ORBAY J L. Volar plate fixation of distal radius fractures. Hand Clin, 2005, 21: 347-354.

[5] SOONG M, EARP B E, et al. Volar locking plate implant prominence and flexor tendon rupture. J Bone Joint Surg, 2011, 93: 328-335.

[6] TOSTI R, ILYAS A M. Prospective evaluation of pronator quadratus repair following volar plate fixation of distal radius fractures. J Hand Surg, 2013, 38: 1678-1684.

[7] 南野光彦，澤泉卓哉，ほか．超音波短軸像による橈骨遠位部での長母指屈筋腱の滑動性について-プレート固定例に対する検討．骨折，2013，35: 28-31.

[8] 清重佳郎．掌側進入によるcondylar stabilizing法．手関節と肘関節．東京：メジカルビュー社，2004: 24-31.

[9] 吉川泰弘，齋藤　毅，ほか．美容的進入法による橈骨遠位端骨折に対する掌側ロッキングプレート固定．日手会誌，2008，24: 889-893.

[10] BOYER M I, KORCEK K J, et al. Anatomical tilt x-rays of the distal radius: an ex vivo analysis of surgical fixation. J Hand Surg, 2004, 29-A: 116-122.

上肢

切线位透视下应用多向锁定接骨板治疗桡骨远端关节内骨折

佐贺社会保险医院骨科医长 **石井英树** **角田宪治**
佐贺社会保险医院骨科院长 **浅见昭彦**

本章专题阐述切线位透视（SV像）下对桡骨远端关节内骨折进行复位，并应用多向锁定接骨板进行的内固定手术。使用的接骨板基本是MES公司研制的解剖型桡骨掌侧接骨板（ADAPTIVE）。

基础　　　基本无移位的较稳定的关节内骨折

1 入路

手术指征是单纯的关节内骨折或关节面虽有数个小骨折块，但基本无移位的较稳定的骨折。

应用掌侧桡侧腕屈肌入路，将屈肌群牵向尺侧，显露旋前方肌远侧端，不要横切，采用L形切口以保护好肌肉组织。用骨膜剥离子充分游离旋前方肌的桡骨掌侧面，确保接骨板安置的空间。旋前方肌远端的中间纤维区（IMF）直到所谓的分水岭[1]都要仔细地游离（**图1**）。

> **关键点**
>
> 为预防接骨板远端的屈肌腱损伤，处理好旋前方肌是很重要的。为防止损伤，在骨折部显露时必须仔细地游离旋前方肌和中间纤维区。此外，为防止螺钉打进桡腕关节，应用解剖侧斜位透视及侧斜位像是有效的。灵活应用切线位摄影以防止螺钉穿透桡尺关节或背侧也是有效的。必须确保掌握这些方法。

图1 显露旋前方肌
游离旋前方肌与中间纤维区，显露好中间纤维区直到分水岭为止。

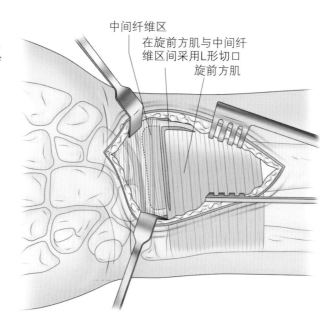

中间纤维区

在旋前方肌与中间纤维区间采用L形切口

旋前方肌

2 切开复位

与关节外骨折复位相同，基本不需要关节面整复，只行骨干端的复位。透视下多可完全复位。

具体复位方法：一边牵引一边用小骨膜剥离子等复位掌侧骨皮质，对合骨折线。透视下手法矫正桡偏（RI）和掌倾（VT）。因复位后多数骨折块不稳定，故可先用直径2.0 mm的克氏针按骨折内穿针法（Kapandji法）从桡侧固定骨块，整复桡、尺侧移位及桡偏移位。

此时，掌背屈移位尚未纠正，可通过接骨板复位，在旋前方肌与桡骨掌侧面之间滑行插入接骨板。为预防发生屈肌腱的损伤，接骨板尽量安放在螺钉能打入掌侧骨折块且在分水岭近端范围内（**图2**）。正侧位透视确定接骨板为最佳位置，必要时可行临时固定。在此位置下，可用螺钉固定部分接骨板近端的椭圆形钉孔中央，必要时可调整接骨板位置，根据透视侧位像手法纠正掌背侧移位及掌偏移位。手法复位困难时，可从背侧用克氏针辅助撬拨复位。

难点

避免屈肌腱损伤！

为使掌倾角完全恢复，可应用骨钳子等工具使接骨板与桡骨充分贴附，这很重要。复位不充分就会带来屈肌腱的损伤，应特别引起注意。旋前方肌与中间纤维区也要仔细复位，以使其不夹在接骨板与骨质之间，且使其完全贴附，这也是很重要的。

舟月韧带（SL韧带）及三角纤维软骨复合体（TFCC）等损伤的评价与治疗应通过关节镜进行。骨折部未完全复位时应追加骨折复位操作，但多数情况下没有必要。

图2 确保接骨板置放空间

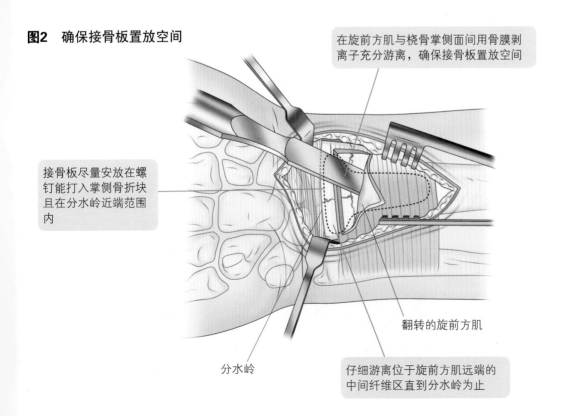

在旋前方肌与桡骨掌侧面间用骨膜剥离子充分游离，确保接骨板置放空间

接骨板尽量安放在螺钉能打入掌侧骨折块且在分水岭近端范围内

翻转的旋前方肌

分水岭

仔细游离位于旋前方肌远端的中间纤维区直到分水岭为止

3 内固定

再次在透视下确定骨折复位后的状态，用接骨板固定远端关节面的骨折块。为防止屈肌腱损伤，要调整好近端接骨板安放的位置，将远端锁定螺钉排成两列置入，用于支撑背侧的软骨下骨（**图3**）。

透视侧位像上担心螺钉穿透桡腕关节面时，可采用前臂抬高15°~20°的解剖侧斜位透视像[2]确定，这样容易评估腕关节情况。另外，笔者经常应用SV像以预防螺钉突出或穿透背侧或桡尺远端关节。SV像就是在肘关节屈曲70°、腕关节最大掌屈位[3]或背伸位[4]拍摄轴位像。由于SV像能确认桡骨远端关节面的尺背侧缘，因此能够确认螺钉是否突出到背侧或远端桡尺关节内（**图4**）。

图3　置入远端锁定螺钉

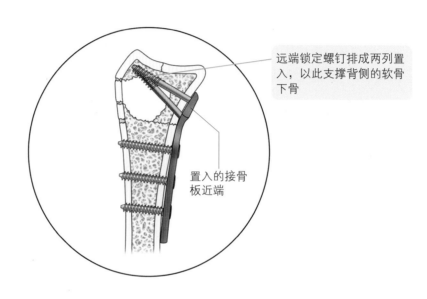

远端锁定螺钉排成两列置入，以此支撑背侧的软骨下骨

置入的接骨板近端

图4　术中影像学的解剖侧斜位及SV像

a. 解剖斜位像　　　　　　　　　　**b.** 常规SV像　　　　　　　　　**c.** 改良SV像

前臂远端上抬15°~20° 摄片

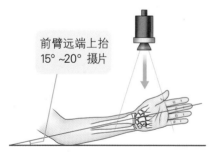

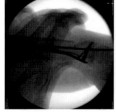
解剖斜位像

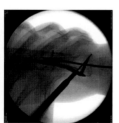
常规侧位像

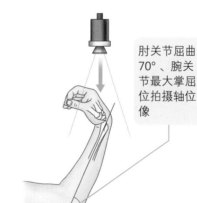

肘关节屈曲70°、腕关节最大掌屈位拍摄轴位像

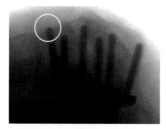
掌屈

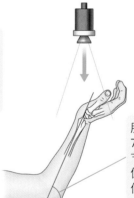

肘关节屈曲70°、腕关节最大背伸位拍摄轴位像

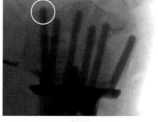
背屈

通过SV像可确认最尺侧的锁定螺钉向背侧突出。

> ### 手术技巧及注意事项
>
> - 在腕关节掌屈位的 SV 像上可出现腕骨背侧皮质骨线重叠，有时难以判断，这时拍摄腕关节背伸位的 SV 像就可确认。

远端两列锁定螺钉全部固定完毕后，依次固定接骨板近端余下的部分螺钉。用生理盐水充分冲洗，修复旋前方肌，缝合切口。

> ### 手术技巧及注意事项
>
> - 横行切开或 L 形切开旋前方肌，将中间纤维区仔细处置后可容易缝合。在粉碎性的关节内骨折病例有时旋前方肌不能保留而被完全剥离，这时首先要缝合中间纤维区，这样至少可在屈肌腱滑行的尺侧远端区域内将接骨板完全覆盖。

高 阶 移位明显或移位虽小但是粉碎性的关节内骨折

1 入路

与 **基础** 部分表述一样，采用桡侧腕屈肌入路显露，同样尽量要保留旋前方肌，因骨折部挫灭多较严重，所以更需要仔细地游离。

2 切开复位

首先一边进行牵引，将粉碎的骨折块汇聚到掌侧骨折线，一边用小骨膜剥离子进行复位（**图5-**①）。

在透视下从有残留移位的一侧用直径2.0 mm的克氏针，采用骨折钢针撬拨复位法（Kapandji法），将移位的远端骨块复位（**图5-**②）。

关节面残存台阶移位时，可用直径1.2 mm的克氏针用撬拨法进行复位，然后原位临时固定（**图5-**③）。

另外，在关节面中心部出现的塌陷骨块，因其是无皮质骨的游离骨块，可从掌侧或背侧的骨折部，应用尖端弯曲的直径1.5 mm的克氏针向上抬高复位（**图6-**①，**图6-**②）。由此出现的骨折空隙可成为不稳定和再移位的原因，因此，移植骨填充材料 β－磷酸三钙（β–tricalcium phosphate, β–TCP）对此可提供一定的帮助（**图6-**③）。

此时复位完成后即可安放接骨板，从旋前方肌与桡骨掌侧面之间将接骨板滑行插入。在粉碎性关节内骨折时，在不超过分水岭的情况下，尽可能安放在靠近分水岭的位置。与 **基础** 部分一样，在接骨板的椭圆孔部临时固定。这时可应用关节镜操作，骨折复位不理想时，裂缝可用骨钳，有台阶时可用探针或撬拨法等追加复位，并做临时固定（**图5-**⑤）。

图5 有关节内移位的不稳定骨折的复位法

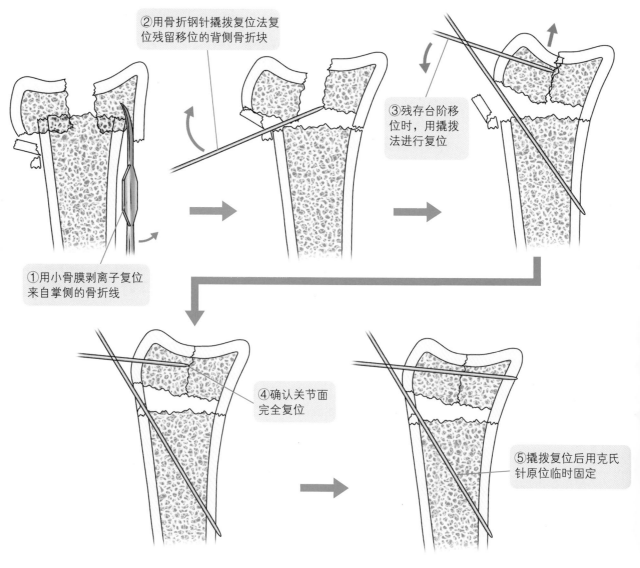

②用骨折钢针撬拨复位法复位残留移位的背侧骨折块

①用小骨膜剥离子复位来自掌侧的骨折线

③残存台阶移位时，用撬拨法进行复位

④确认关节面完全复位

⑤撬拨复位后用克氏针原位临时固定

图6 关节内塌陷骨折块的复位法

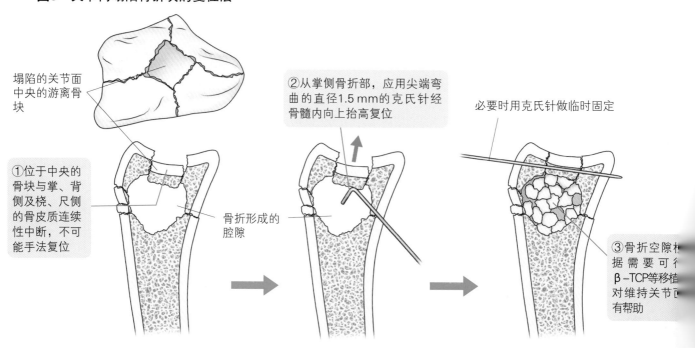

塌陷的关节面中央的游离骨块

①位于中央的骨块与掌、背侧及桡、尺侧的骨皮质连续性中断，不可能手法复位

骨折形成的腔隙

②从掌侧骨折部，应用尖端弯曲的直径1.5 mm的克氏针经骨髓内向上抬高复位

必要时用克氏针做临时固定

③骨折空隙根据需要可行β-TCP等移植，对维持关节面有帮助

3 内固定

　　对远端关节面的骨折块可应用双排软骨下支撑（double-tiered subchondral support，DSS）法进行固定（**图7**）。DSS法对于关节内骨折可像支架一样支撑起软骨下骨，效果良好^[5, 6]。

> **手术技巧及注意事项**
>
> ・DSS 法远端第一排的锁定螺钉从掌侧面保持中心部关节面的平整，所以，安放时既要不超越分水岭，又要尽量向远端靠近。而第二排螺钉的打入要尽量把持住背侧的软骨下骨。

　　根据Medoff^[7]分类，粉碎骨折的骨折块分为5种类型，笔者在术中透视时应用SV像确认后，选择性进行关节内骨折块固定。应特别注意固定的是中心部塌陷的骨折块和尺侧月状骨窝的骨折块。如有中心部塌陷的骨折块，首先可应用中心部第1排2枚锁定螺钉进行固定，支撑起软骨下骨。另外，承受负荷最大的尺背侧骨折块的固定很关键，可应用第2排的尺侧2枚螺钉及第1排的尺侧1枚螺钉固定。其余的锁定螺钉固定背侧及桡侧的关节内骨折块（**图8**）。

> **手术技巧及注意事项**
>
> ・安放接骨板时，通常第1排尺侧第1枚螺钉从最尺侧打入。如有尺背侧骨折块的话，第2排第1枚螺钉也要从最尺侧打入。通常较大骨折块打入2枚螺钉，较小骨折块至少也要打入1枚螺钉，以提供软骨下骨支持（**图9**）。

　　锁定螺钉全部固定完毕后，进行解剖侧斜位及SV像透视，确认锁定螺钉是否突出或穿透到关节内及背侧。用生理盐水充分冲洗后，修复缝合旋前方肌，逐层缝合前臂筋膜、皮下及皮肤。

　　术后前臂用石膏托固定，2~5天后开始康复训练。

图7 双排软骨下支撑法（DSS法）内固定

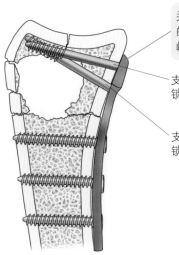

关节内骨折块不稳定时或严重粉碎骨折的骨折块较小时，接骨板应置放在分水岭以内的远位

支撑关节面掌侧到中央的第1排锁定螺钉

支撑关节面背侧软骨下骨的第2排锁定螺钉

图8 应用SV像选择性进行关节内骨折块固定法

对中心部塌陷的骨折块，可应用中心部第1排2枚锁定螺钉进行固定，支撑起软骨下骨

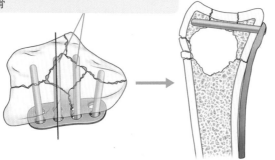
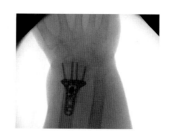

尺背侧骨折块可应用第2排的尺侧2枚螺钉向尺侧倾斜打入，支撑软骨下骨

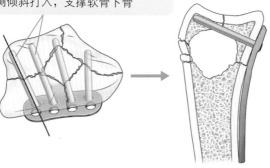
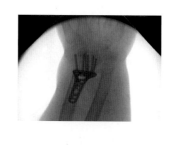

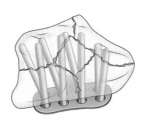

该方法最大的特点是应用了有效的角度自由的多向锁定接骨板

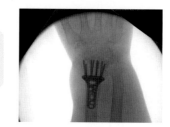

图9 接骨板固定

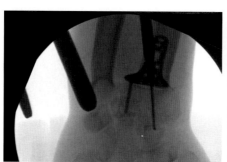

①打入第1排最尺侧螺钉

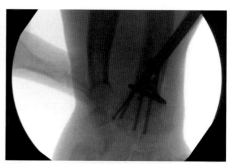

②打入第2排最尺侧螺钉（有尺背侧骨折块时）

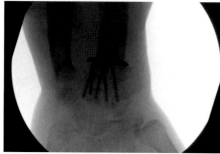

③打入2枚以上螺钉

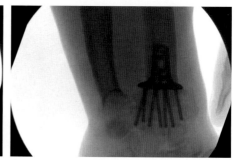

④最终固定

46

> **难点**
>
> 　　术后从前臂到手指尖用石膏托固定。掌指关节屈曲90°固定后，指间关节在石膏托内应积极地进行运动训练。
>
> 　　桡骨远端骨折疗效不佳的原因多为屈指训练不足引起，造成术后手指挛缩。要鼓励患者经常做自主活动。肿胀及疼痛明显的病例自主活动受限，被动活动也多困难。进行手术能获得良好的复位，严重的肿胀和疼痛在术后2~5天就会得到缓解。自主活动中，当掌指关节能确切屈曲90°，指间关节能伸直时，可解除石膏固定，开始康复训练。笔者在应用上述方法后，迄今为止尚未发现严重的手指挛缩或复杂性区域疼痛综合征（GRPS）等疼痛并发症的出现。

●文献

[1]ORBAY J L, TOUHAMI A. Current concepts in volar fixed-angle fixation of unstable distal radius fractures. Clin Orthop Relat Res, 2006, 445：58-67.

[2]FRIBERG S, LUNDSTRÖM B. Radiographic measurements of the radio-carpal joint in normal adults. Acta Radiol Diagn, 1976, 17：249-256.

[3]RIDDICK A P, HICKEY B, et al. Accuracy of the skyline view for detecting dorsal cortical penetration during volar distal radius fixiation. J Hand Surg, 2012, 37：407-411.

[4]KLAMMER G, DIETRICH M, et al. Intraoperative imaging of the distal radioulnar joint using a modified skyline view. J Hand Surg, 2012, 37：503-508.

[5]石井英樹，角田憲治．AO分類C3型橈骨遠位端骨折における遠位2列目ロッキングスクリューの術中volar tilt矯正損失に対する効果．骨折，2011，33：568-571.

[6]川崎惠吉，稲垣克記，ほか．高齢女性の背側転位型橈骨遠位端骨折に対するDouble-tiered Subchondral Support法の治療成績．日手会誌，2010，26：23-26.

[7]MEDOFF R J. Essential radiographic evaluation for distal radius fractures.Hand Clin, 2005, 21：279-288.

上肢

舟骨骨折

光安骨科副院长　**光安广伦**

在舟骨骨折治疗上，即使稳定性骨折行保守治疗时，也可出现假关节形成；而不稳定性骨折、伴有移位的骨折及诊断延误的新鲜骨折等，假关节形成的危险性更高。舟骨骨折多发生于年轻男子，一般认为多与从事运动及体力劳动的人有关。治疗上多考虑手术治疗。近年来，临床上对新鲜骨折逐渐普遍应用经皮螺钉固定，即使对假关节和延迟愈合的病例，有一部分类型的骨折，临床上也有效果良好的报告。

基础　掌侧皮切口的螺钉固定

对有移位的骨折，如果经皮螺钉固定有困难或舟骨假关节形成，掌握这个技术就是必要的。

入路

前臂旋后，腕关节呈背伸位。沿桡侧腕屈肌腱在第一腕中关节掌侧皮切口进入（**图1a**）。将桡侧腕屈肌腱牵向尺侧，部分切开关节囊，显露舟骨掌侧，从远端进行固定（**图1b**）。

掌侧韧带及关节囊部分切开后，有发生腕关节不稳定及舟骨血运障碍的风险，故应考虑行经皮螺钉固定。

基础　经皮螺钉固定

经皮螺钉固定前，必须在X线影像学下确认舟骨后前位像有无台阶或向外侧移位，舟骨侧位像有无"驼背"畸形。

1 掌侧进入

笔者的方法是，前臂旋外及腕关节背伸位，在X线透视下从舟骨-大多角骨关节打入导针，顺着导针拧入直径2~3 mm的无头螺钉固定（**图2a**）。

图1 掌侧皮切口行螺钉固定

a. 腕关节掌侧的解剖及切口

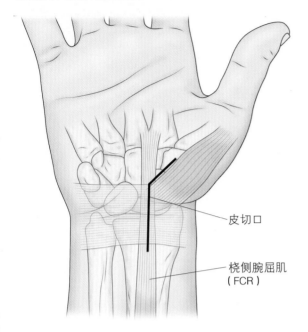

皮切口

桡侧腕屈肌
（FCR）

b.深层显露

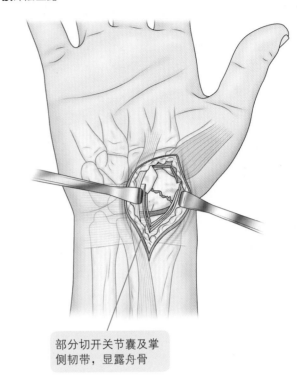

部分切开关节囊及掌
侧韧带，显露舟骨

图2 掌侧进入经皮螺钉固定

a.不需牵引的掌侧进入法

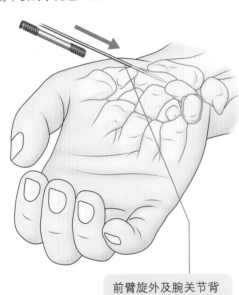

前臂旋外及腕关节背
伸位，在X线透视下
打入导针

b.需牵引的掌侧进入法

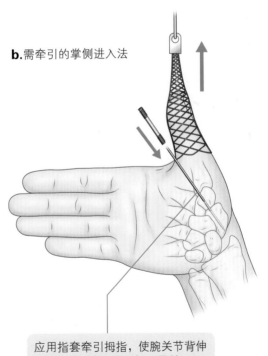

应用指套牵引拇指，使腕关节背伸
尺屈，在X线透视下打入导针

　　Streli[1]及Haddad[2]等报道，他们应用拇指牵引，使腕关节呈背伸尺屈位操作，舟骨复位较为容易，在X线透视下前臂旋前及旋后较为容易，因此也较容易对舟骨螺钉固定的正确与否进行确认（**图2b**）。

图2 掌侧进入经皮螺钉固定（续）　　　　c

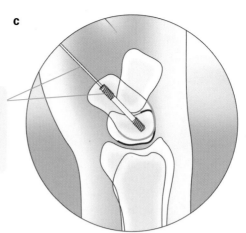

侧位像上舟骨近端（红线）与月骨背侧（绿线）的骨皮质呈同心圆状，此位置可确认导针与螺钉的正确打入部位

◆ 陷阱

术中要确认导针和螺钉打入舟骨内，这是十分重要的。

导针和螺钉能否正确打入近端骨折块，从尺偏舟骨位片可确认，从月骨背侧与舟骨近端呈同心圆状的侧位像（**图2c**）上也能确认。另外，通过旋前斜位和旋后斜位确认是否经近端打入远端骨折块及打入部位，确认远端骨折块固定是否牢固，这些都非常重要[3]。

2 背侧进入

在X线影像学下前臂旋内位腕关节掌屈（**图3a**），这时舟骨可见为圆环状（**图3b**）[4]。出现这种环状图像后，用导针从背侧向掌侧打入这个看似环状的舟骨中心。如上所述，此时导针向舟骨掌侧打入，无论哪个方向都可确认进入骨内。然后，通过导针，拧入3~4 mm的短螺钉完成固定。

◆ 陷阱

Adamany等[5]报道，通过新鲜尸体进行研究发现，背侧进入可发生神经肌腱损伤。在最佳导针打入部附近有骨间背神经、示指伸肌腱及示指固有伸肌腱损伤的可能性。

因此，在背侧进入时不要盲目地行螺钉固定，而要特别注意皮下的肌腱及神经损伤，谨慎操作（**图3c**）。

难点

经皮螺钉固定时，如发现复位不充分或螺钉打入不确实，这时要毫不犹豫地更改术式，通过掌侧皮切口进行螺钉固定。

手术技巧及注意事项

· 舟骨骨折经皮螺钉固定虽已普及应用，但也要注意以下几点：
（1）骨折必须解剖复位。
（2）不要发生肌腱、神经等损伤。
（3）应选择适当长度的螺钉等。
此外，要注意的是，必须掌握多项手术技能才可施行此手术。

图3　背侧进入经皮螺钉固定

a.前臂旋前位、腕关节掌屈位时的手法

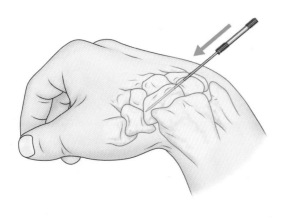

b.a状态下的X线影像

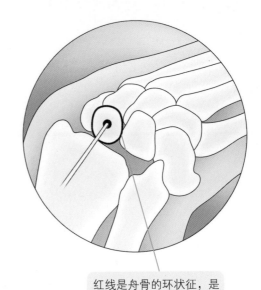

红线是舟骨的环状征，是导针打入的靶向目标

c.背侧进入的局部解剖

导针打入部位有示指伸肌腱与骨间背神经损伤的可能性，应予注意。

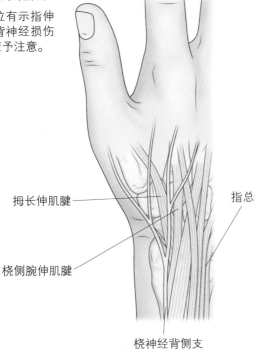

拇长伸肌腱

桡侧腕伸肌腱

指总伸肌腱

桡神经背侧支

● 文献

[1]STRELI R. Percutaneous screwing of the navicular bone of the hand with a compression drill screw(a new menthod). Zentralbl Chir, 1970, 95：1060-1078.

[2]HADDAD F S, GODDARD N J. Acute percutaneous scaphoid fixation：A pilot study. J Bone Joint Surg, 1998, 80：95-99.

[3]COMPSON J P, HEATLEY F W. Imaging the position of a screw within the scaphoid. J Hand Surg, 1993, 18：716-724.

[4]SLADE J F Ⅲ, GUTOW A P, GEISSLER W B. Percutaneous internal fixation of scaphoid fractures via an arthroscopically assisted dorsal approach. J Bone Joint Surg, 2002, 84(Suppl 2)：21-36.

[5]ADAMANY D C, MIKOLA E A, FRASER B J. Percutaneous fixation of the scaphoid through a dorsal approach：An anatomic study. J Hand Surg, 2008, 33：327-331.

下肢

股骨粗隆间骨折

国立医院机构冈山医疗中心骨科医长 **盐田直史**
国立医院机构冈山医疗中心骨科医长 **佐藤 彻**

基 础 　　动力髋螺钉手术技术

1 皮切口及深部显露

在股骨大粗隆外侧皮切口，长度根据预使用的内植物的长短而定。由近端向远端切开髂胫束，于肌间钝性分离股外侧肌，即可达到股骨。肌间出现的血管可电凝或结扎。使用Hohmann钩沿股骨前侧滑入牵拉，显露股骨前侧骨折部后，骨折复位通常较为容易（**图1**）。

2 切开复位

骨质良好的年轻患者，如果为简单骨折，在牵引手术台上则较易获得骨折复位。但骨质较差的高龄患者，单纯依靠牵引很难获得内侧到前内侧的骨折复位，必须施行切开复位。特别是初次单纯性小粗隆到近端骨折线的属AO/OTA分类[1] 31-A1.1的骨折，由于髂股韧带将近端骨折块向前侧牵拉，单纯牵引难以获得骨折复位。这时，如将内侧向腹内侧走行的髂股韧带从股骨侧游离后，就可使骨折复位简便易行（**图2**）。

图1 髂胫束的显露及Hohmann钩的牵拉方法

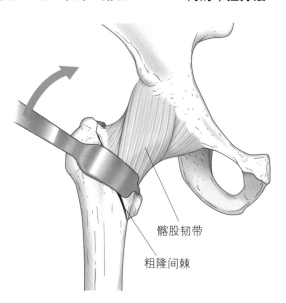

髂股韧带

粗隆间棘

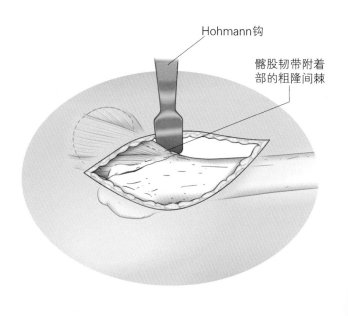

Hohmann钩

髂股韧带附着部的粗隆间棘

图2 游离可能成为阻碍复位因素的髂股韧带

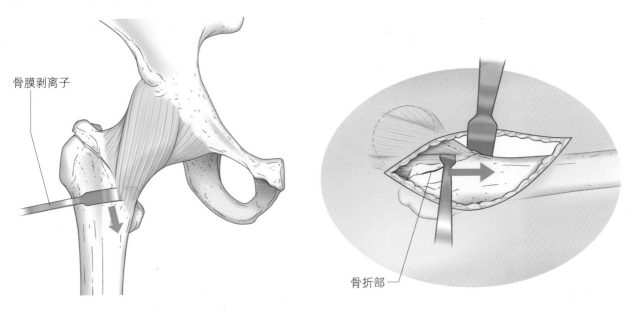

骨膜剥离子

骨折部

图3 切开复位：骨牵引及力线矫正

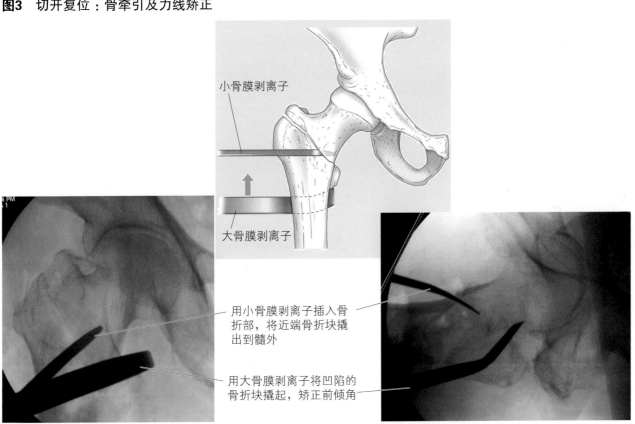

小骨膜剥离子

大骨膜剥离子

用小骨膜剥离子插入骨折部，将近端骨折块撬出到髓外

用大骨膜剥离子将凹陷的骨折块撬起，矫正前倾角

在插入接骨板前，要做好骨折复位及骨折力线矫正。为获得内侧到前内侧的骨折复位[2]，可使用复位用的小骨膜剥离子，应用骨折内穿针法将近端骨折块撬出到骨干部骨折块的髓外。如有骨折块落到骨干部背侧，即所谓的凹陷状态的骨折块，可用大骨膜剥离子撬拨复位，矫正股骨近端力线（**图3**）。

3 内固定

　　骨折复位后打入导针，在内植物安放完毕前，一直要用骨膜剥离子维持骨折复位后的位置，这十分重要（**图4**）。近端骨折块如有不稳定，可追加1~3枚直径2.4~3.2 mm的防旋针以保持复位后的状态。

　　进行钻孔置入拉力螺钉及安放套筒接骨板。有时股骨侧面接骨板安放后贴附不佳，接骨板远端可向上翘起。如硬往下压接骨板，有时可造成拉力螺钉置入处的医源性骨折，应予注意。交锁螺钉牢固植入后，在保持复位后位置不变的范围内，套筒接骨板位置可以套管为中心使其旋转后固定（**图5**）。

图4　保持复位后位置打入导针

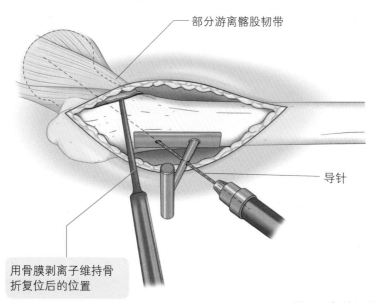

部分游离髂股韧带

导针

用骨膜剥离子维持骨折复位后的位置

图5　套筒接骨板的安放

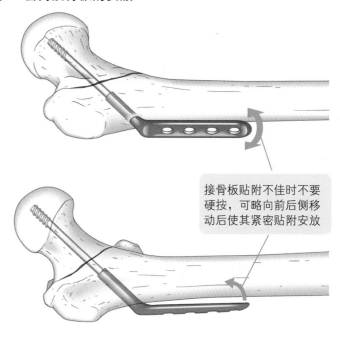

接骨板贴附不佳时不要硬按，可略向前后侧移动后使其紧密贴附安放

高 阶

股骨近端髓内钉手术技术

1 皮切口及深部显露

根据预计使用内植物及模具的形状，于髓内钉置入部及拉力螺钉置入部，分别切开皮切口2个，切口各长约3 cm（**图6**）。在骨折复位操作中，必要时可将拉力螺钉置入部的切口扩大到5~10 cm，这样可便于其后的复位操作。

2 切开复位

股骨近端髓内钉的治疗中切开复位有时也是必要的，主要目的是要获得包括股骨头的近端骨折块与远端股骨干的骨折块的良好骨折复位，以及矫正好颈干角与前倾角，恢复股骨力线。因此，需从拉力螺钉置入部扩大的切口部位，使用复位用的骨膜剥离子进行骨折切开复位（**图3**）。

3 内固定

骨折复位后打入导针。如果不能维持复位状态，而进行导针打入等内植物安放操作，就难以从适当的部位正确地安放内植物，从而最终使内固定产生不稳定。另外，不推荐边置入内植物边进行骨折复位，因为有时内植物本身也是骨折复位的干扰因素。

导针打入后，在透视下确认导针正位像从大粗隆顶部进入，侧位像沿股骨干长轴线进入，同时其他方向也应该正确（**图7**）。

其次，进行髓内钉置入口的操作。一般多用扩孔钻沿导针开窗，由于臀部皮肤的挤压，导针置入部切口的外侧多有切削过多的倾向。内侧切削不良时，可暂时拔出导针，使用扩孔钻及保护套筒对内侧切削残留部分进行处置（**图8**）。内侧残留部分如过多，如**图9**箭头所示，髓内钉打入时，这些残留部分可将近端骨折块挤向内侧，与主骨折块之间产生分离（**图9**）。此外，如起初就担心切削残留，也可一开始就应用球形扩孔钻按髓内钉大小开孔。

图6 股骨短髓内钉的皮切口

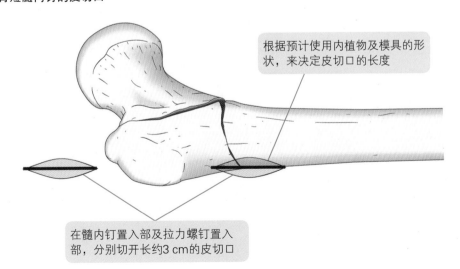

根据预计使用内植物及模具的形状，来决定皮切口的长度

在髓内钉置入部及拉力螺钉置入部，分别切开长约3 cm的皮切口

图7　复位后打入导针

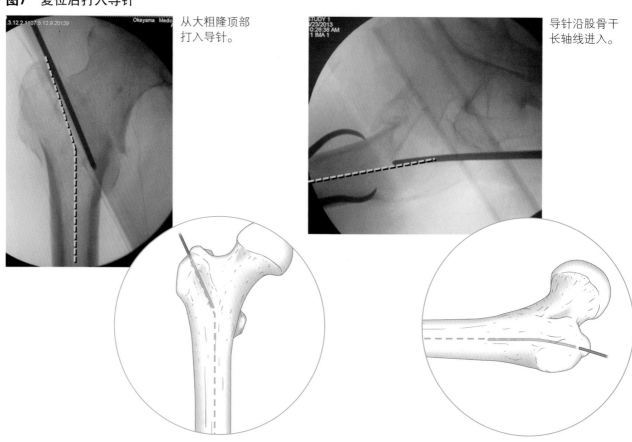

从大粗隆顶部打入导针。

导针沿股骨干长轴线进入。

图8　制作导针置入口的注意事项

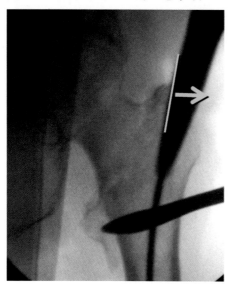

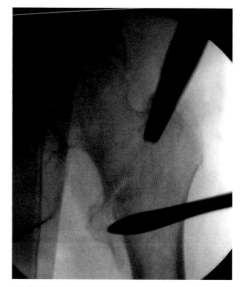

导针置入部切口的外侧多有切削过多的倾向。

拔出导针，单用扩孔钻切削内侧。

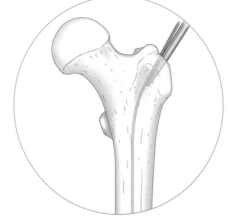

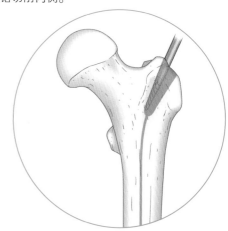

髓内钉打入后，用复位用的骨膜剥离子保持好复位后的位置，向股骨头打入导针（**图10**）。与动力髋螺钉不同的是，此操作中复位塌陷骨折块时不需要使用大的骨膜剥离子，打入骨干部的髓内钉本身就可使骨折块挤压复位。此外，如置入口开窗没问题，那么，大的骨折块的分离，将随着骨干部髓内钉的打入，髓内钉本身对近端骨折块的挤压，而获得骨折复位。

最后，置入拉力螺钉及远端锁定螺钉，手术结束。

图9 髓内钉扩髓孔

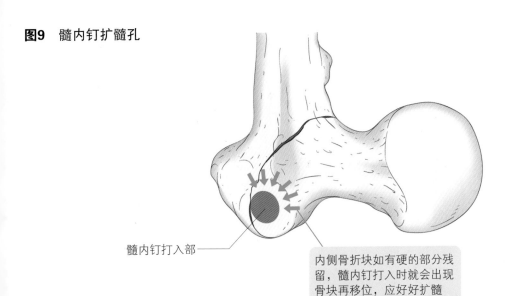

髓内钉打入部

内侧骨折块如有硬的部分残留，髓内钉打入时就会出现骨块再移位，应好好扩髓

图10 复位后导针打入

用复位用的骨膜剥离子保持好复位后的位置，打入导针

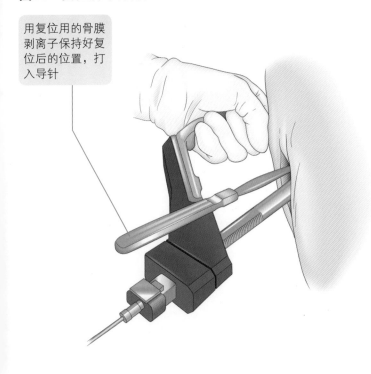

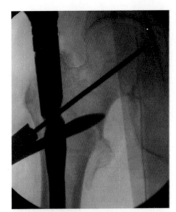

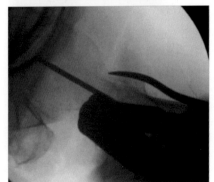

· 近年来，3D-CT 在股骨粗隆间骨折治疗中的应用有很大进展，同时也出现了大粗隆到小粗隆的背侧骨折块移位等相应问题。如有波及小粗隆以远的背侧骨折，股骨近端髓内钉对骨干部的固定就不充分，因此有时会影响骨折愈合。这种情况下，就应选择超过股骨干狭窄部的超长髓内钉进行固定（**图 11**）。

图11 推荐超长髓内钉的病例

在单纯X线上难以显示的波及小粗隆以远的背侧骨折，或骨干部髓腔极其宽大者，骨干部容易产生不稳定，这时，选择超过股骨干狭窄部的超长髓内钉进行固定是安全的。

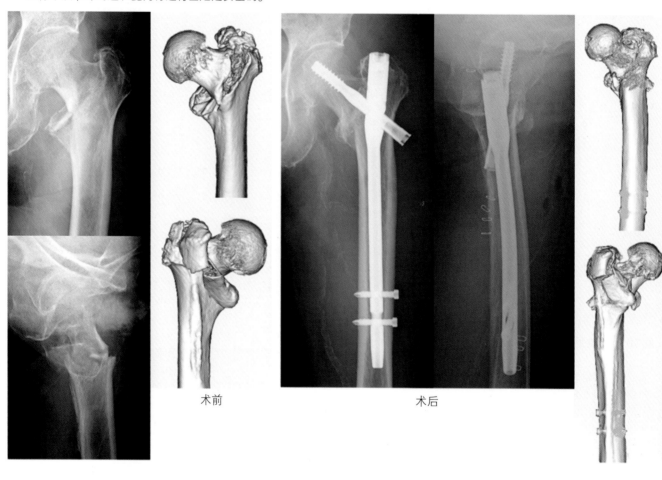

术前　　　　　　　　　　　术后

●文献

［1］RUEDI T P, BUCKLEY R E, MORGAN C G. AO法骨折治療. 2版. 東京：医学書院，2010：546-556.

［2］塩田直史，佐藤　徹，鉄永智紀，ほか. 大腿骨転子部骨折における術中整復位の評価と成績-ほんとうに良好な整復位が得られているのか-. 骨折，2013，35：345-348.

下肢

股骨干骨折

兵库县立西宫医院骨科部长、四肢创伤中心主任 **正田悦朗**

股骨干部如**图1**所示，由小粗隆下部、峡部及峡下部（髓腔扩大部）3部分组成。

治疗上目前多以髓内钉内固定作为第一选择。髓内钉包括顺行性及逆行性等多种型号，目前临床上常用的主要是从大粗隆顶部打入的顺行性髓内钉（**图2**）。

根据骨折块移位情况及骨折部位不同（**图3**），各个方向的复位方法亦不同[1]。偏心性髓内钉置入后，股骨峡下部（髓腔扩大部）的固定强度常常出现问题。本章拟就此问题做以详细阐述。

图1 股骨干部

OTA分类中股骨干部指的是小粗隆①到股骨髁部②的这段骨质。股骨干部又分小粗隆下部（小粗隆下5 cm）、峡部及峡下部（髓腔扩大部）

图2 股骨干骨折应用的髓内钉

a.从大粗隆打入的顺行性髓内钉（近期应用最多的）
b.重建型髓内钉（合并股骨颈和粗隆下骨折者）
c.从梨状窝打入的顺行性髓内钉
d.伽马型锁定螺钉
e.逆行性髓内钉

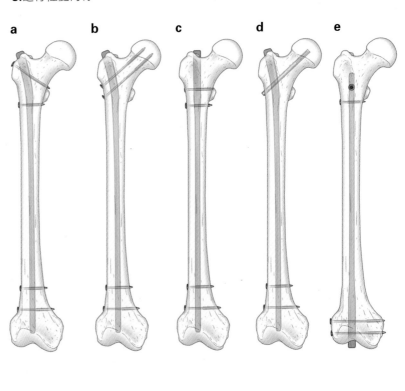

a   b   c   d   e

图3 股骨骨折块的移位：移位方向因骨折部位而异

a.内收肌附着点以近

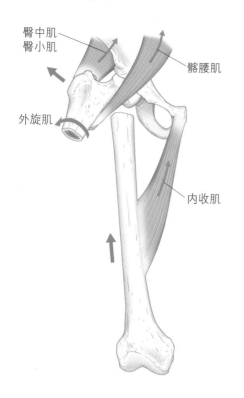

臀中肌
臀小肌
外旋肌
髂腰肌
内收肌

b.内收肌附着点以远

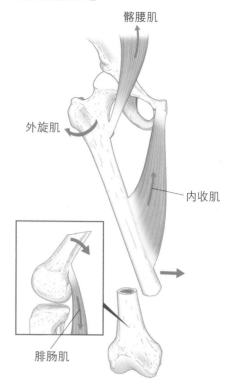

髂腰肌
外旋肌
内收肌
腓肠肌

基础

顺行性髓内钉

1 体位

应用骨折牵引床，仰卧位。健侧下肢屈曲、外展、外旋位，患肢牵引下轻度屈曲内旋位，在此位置行影像学检查。此时应判断能否行手法复位，如复位困难，术中应重新探讨复位的方法。手术敷巾仅使用帘式敷巾（**图4**）。

2 皮切口及髓内钉置入口的制作（**图5**）

从大粗隆顶端向近端切开皮切口，切口长3~5 cm。沿阔筋膜张肌的纤维方向分离，将臀中肌在大粗隆附着部用尖刃刀锐性切开。

髓内钉置入口的制作：在大粗隆顶部插入导针，可使用电钻进行操作。

> **关键点**
>
> 确定大粗隆顶部髓内钉置入口的位置十分重要。通常，近端骨折块外旋在大粗隆顶部很难确定，为此，可在股骨外侧、小粗隆水平切一小切口，贯穿髂胫束插入 Kelly 钳，其尖端进入股骨前侧，到达小粗隆周围。可用 Kelly 钳旋转挤压小粗隆，使近端骨折块外旋，这时即可确认大粗隆顶部骨折复位情况。此时可在大粗隆近端加一皮切口，插入导针[2]。

手术技巧及注意事项

· 通常，因近端骨折块外旋，大粗隆顶部情况多难以确定。为此，可在股骨外侧、小粗隆高度加切一小切口，贯穿髂胫束插入 Kelly 钳，其尖端进入股骨前侧，到达小粗隆周围，旋转挤压小粗隆，使近端骨折块外旋，这时即可确认大粗隆顶部骨折复位情况。

图4　手术体位

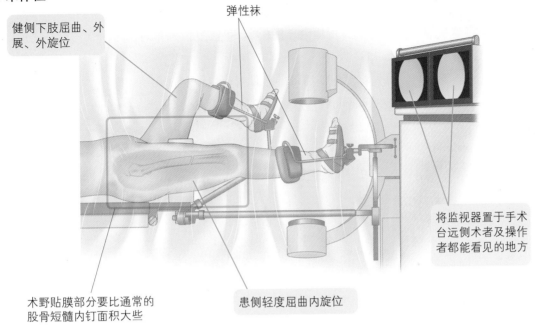

健侧下肢屈曲、外展、外旋位

弹性袜

将监视器置于手术台远侧术者及操作者都能看见的地方

术野贴膜部分要比通常的股骨短髓内钉面积大些

患侧轻度屈曲内旋位

图5　皮切口及髓内钉置入口的制作

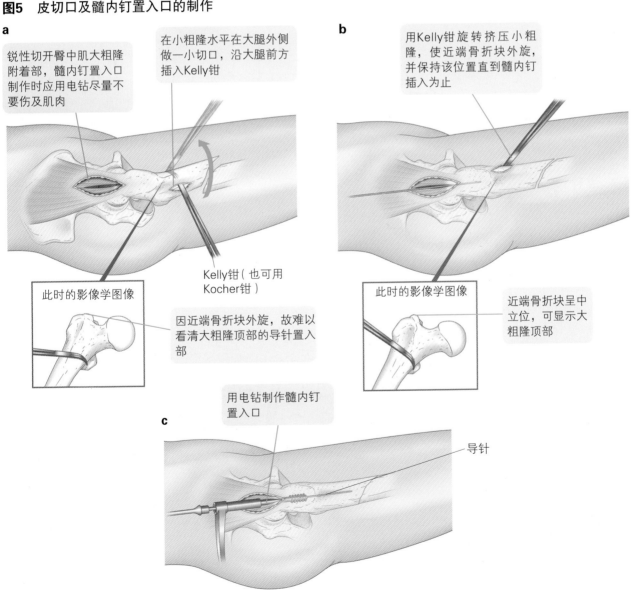

a

锐性切开臀中肌大粗隆附着部，髓内钉置入口制作时应用电钻尽量不要伤及肌肉

在小粗隆水平在大腿外侧做一小切口，沿大腿前方插入Kelly钳

Kelly钳（也可用Kocher钳）

此时的影像学图像

因近端骨折块外旋，故难以看清大粗隆顶部的导针置入部

b

用Kelly钳旋转挤压小粗隆，使近端骨折块外旋，并保持该位置直到髓内钉插入为止

此时的影像学图像

近端骨折块呈中立位，可显示大粗隆顶部

c

用电钻制作髓内钉置入口

导针

61

3 复位，导针插入及髓腔扩大

　　边手法复位边将球状导针插入远端骨折块内（**图6**）。手法复位困难时，可使用手法复位用的工具复位（**图7a**）。

　　尽管如此，仍不能复位时，可先将复位器插入近端骨折块以控制其活动（**图7b**），然后经皮打入Schantz螺钉或Steinmann针进行骨折复位（**图7c**）[3，4]。

图6　手法复位插入球状导针

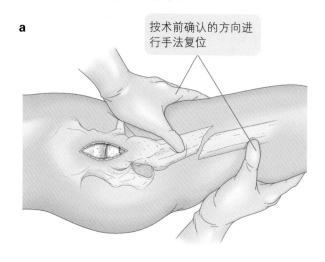

a

按术前确认的方向进行手法复位

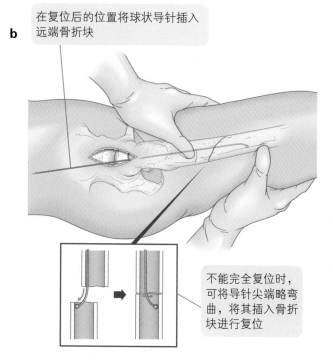

b

在复位后的位置将球状导针插入远端骨折块

不能完全复位时，可将导针尖端略弯曲，将其插入骨折块进行复位

图7　各种复位方法

a. 复位用的工具（大F工具）

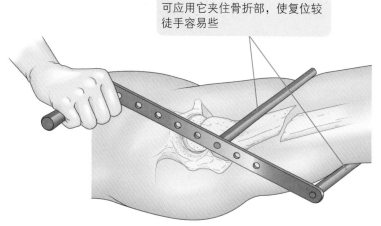

可应用它夹住骨折部，使复位较徒手容易些

b. 复位器

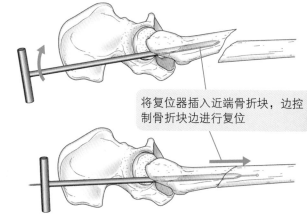

将复位器插入近端骨折块，边控制骨折块边进行复位

图7 各种复位方法（续）

c.经皮钢针复位

d.骨钳子复位

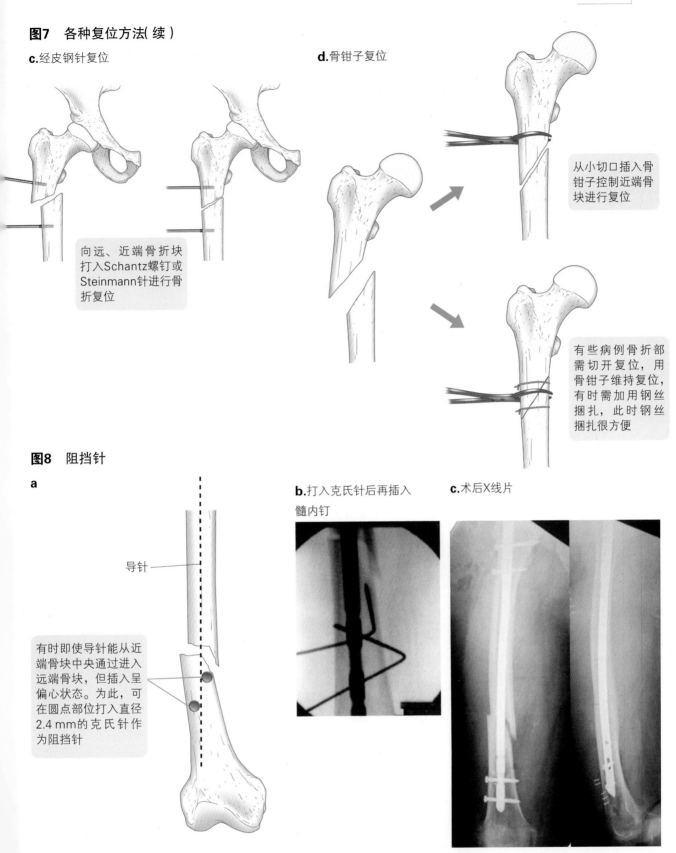

向远、近端骨折块打入Schantz螺钉或Steinmann针进行骨折复位

从小切口插入骨钳子控制近端骨块进行复位

有些病例骨折部需切开复位，用骨钳子维持复位，有时需加用钢丝捆扎，此时钢丝捆扎很方便

图8 阻挡针

a

导针

有时即使导针能从近端骨块中央通过进入远端骨块，但插入呈偏心状态。为此，可在圆点部位打入直径2.4 mm的克氏针作为阻挡针

b.打入克氏针后再插入髓内钉

c.术后X线片

如果这样仍不能复位，就应采用骨折部切开复位。必要时也可行钢丝捆扎（**图7d**）。

这些方法在粗隆下和髓腔扩大部骨折中多可能需要应用。导针尽可能经远侧骨折块的中央插入远端，如出现偏心情况，则保持再度复位的位置，试图再插入导针。如果仍出现偏心情况，可使用阻挡针或阻挡螺钉再行导针诱导插入（**图8**）[5,6]。

用与这个导针长度相同的导针，来确定要置入的髓内钉的长度。然后进行髓腔扩大，在透视下确认髓内钉通过峡部和骨折部，置入途中不要中断。置入的预定髓内钉直径要超过1~1.5 mm。

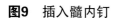

4 髓内钉及交锁螺钉置入

髓内钉可利用其前弯曲度进行插入（**图9**）。经过峡部和骨折部时要通过影像学确认。近端要紧靠大粗隆顶部插入。通常，近端的交锁螺钉多通过导向器先行打入，操作较为容易。而远端交锁螺钉则多使用能透过X线的钻头徒手进行（**图10**）。最近，远端交锁螺钉导向器、导航及传感器等相继应用，试图尽可能地减少放射线的曝光量。

图9 插入髓内钉

利用髓内钉的前弯曲度，将插入手柄面向前方打进髓内钉

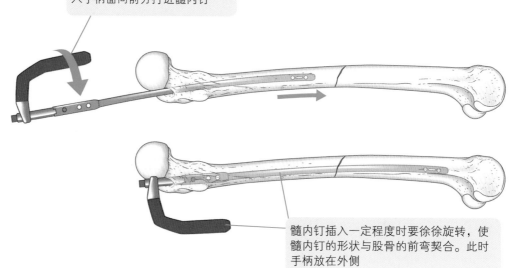

髓内钉插入一定程度时要徐徐旋转，使髓内钉的形状与股骨的前弯契合。此时手柄放在外侧

图10 远端交锁螺钉

a.调整透视机，使髓内钉交锁螺钉孔呈正圆形

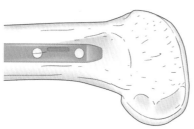

b.通过小切口将可透X线的手锥尖端对准锁定孔

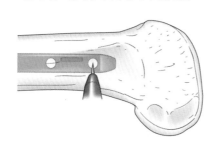

c.用小锤叩击，在近侧骨皮质上做一洼陷

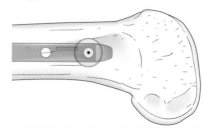

d.将可透X线的钻头尖端对准洼陷进钻

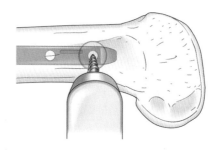

以不同的方向打入交锁螺钉可增强骨折的固定强度。近端及远端的交锁螺钉在打入前要确认好骨折的旋转及骨干的长度。关于旋转的确认，可在术前拍摄健侧膝关节正位像及髋关节正位像，确认好小粗隆的形态，也可在术中观察骨折部骨皮质的宽度[5]。笔者目前主要是根据膝关节正面时小粗隆的形态来判断（**图11**）。

对于横骨折及短斜骨折的病例，骨折部不要残留间隙，这是非常重要的。为此，用远端交锁螺钉先固定后，可倒打髓内钉，使远端骨折块向近端加压，也可将近端螺钉打入动力孔通过器械加压（**图12**）。粉碎骨折要注意长度的调整，这也很重要。

5 主钉尾帽及缝合

最后，插入适合髓内钉深度的主钉尾帽，逐层缝合。不放引流。

图11 旋转检查

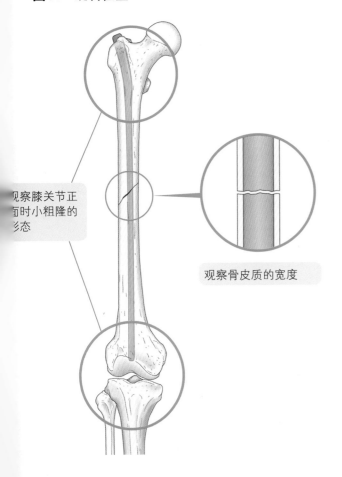

观察膝关节正面时小粗隆的形态

观察骨皮质的宽度

图12 骨块间加压

a

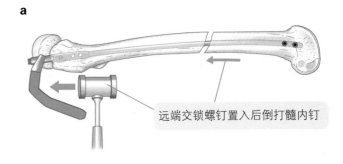

远端交锁螺钉置入后倒打髓内钉

b

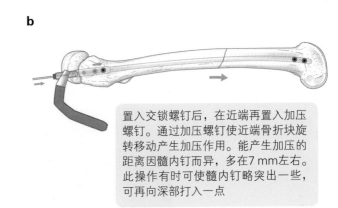

置入交锁螺钉后，在近端再置入加压螺钉。通过加压螺钉使近端骨折块旋转移动产生加压作用。能产生加压的距离因髓内钉而异，多在7 mm左右。此操作有时可使髓内钉略突出一些，可再向深部打入一点

股骨干峡下部骨折

股骨干峡下部骨折由于该处髓腔扩大，导针不能很好地进入适当位置，固定强度也不够，所以，此处骨折复位多需要一定的技术与经验。

此外，该部位根据病例不同，也可考虑应用逆行性髓内钉[1]。

1 复位

因为导针容易偏心性插入远端骨折块内，为此多需要应用阻挡针或阻挡螺钉（**图13**）。不仅远端骨折块，近端骨折块有时也不得不用多个阻挡针或阻挡螺钉固定。

另外，此部位的螺旋骨折复位是非常困难的，导针插入位置常常不良。如残留移位及髓内钉固定不足，则易发生假关节等并发症。因此，有些病例需要切开复位，用骨钳子等维持复位位置或用钢丝捆扎等（**图13**）。

> **关键点**
>
> 导针偏心性插入远端骨折块内时，可应用阻挡针或阻挡螺钉。本病例在远端骨折块前方钉入2枚直径2.4 mm的克氏针，导针在两针之间通过，并开始扩髓，但还有偏心情况，故再钉入1枚克氏针矫正。这样，导针就沿中央部进入髓腔，扩髓后，髓内钉钉入位置也非常良好。在应用阻挡针或阻挡螺钉时，其位置也十分重要。

图13　应用阻挡针或阻挡螺钉矫正导针位置

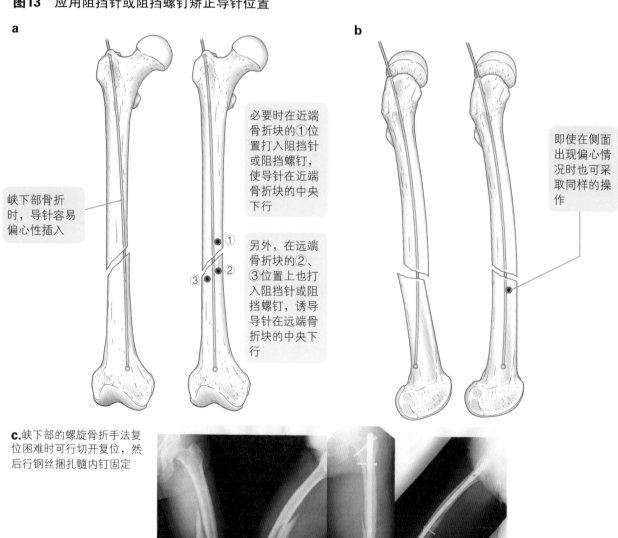

a

峡下部骨折时，导针容易偏心性插入

必要时在近端骨折块的①位置打入阻挡针或阻挡螺钉，使导针在近端骨折块的中央下行

另外，在远端骨折块的②、③位置上也打入阻挡针或阻挡螺钉，诱导导针在远端骨折块的中央下行

b

即使在侧面出现偏心情况时也可采取同样的操作

c. 峡下部的螺旋骨折手法复位困难时可行切开复位，然后行钢丝捆扎髓内钉固定

2 内固定：增强固定力

该部位髓腔扩大，故髓内钉本身固定强度不足。为增强固定力，可采取下述方法：

（1）尽可能应用粗的髓内钉。

（2）尽可能应用长的髓内钉[7]。

（3）增加远端交锁螺钉的枚数。

（4）远端交锁螺钉呈多方向打入等。

推荐使用尽量粗的髓内钉。髓内钉的粗细由峡部大小决定，使用能完全埋入髓腔的髓内钉是最好的。也可考虑在远端骨折块应用多个阻挡螺钉以限制髓内钉活动的方法，该方法也称为"人工皮质"[6]（**图14**）。

图14 加强髓腔扩大部固定强度的方法

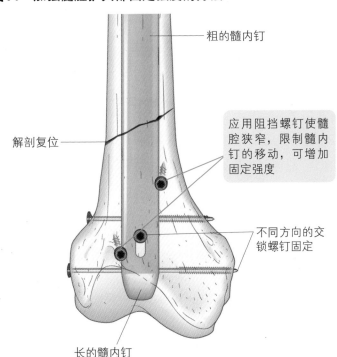

粗的髓内钉

解剖复位

应用阻挡螺钉使髓腔狭窄，限制髓内钉的移动，可增加固定强度

不同方向的交锁螺钉固定

长的髓内钉

●**文献**

[1]NORK S E. Femoral shaft fracture//BUCHOLZ R W, et al. Rockwood and Green's Fractures in adults. 7th ed. Philadelphia：Lippincott Williams & Wilkins, 2009：1655-1718.

[2]PARK J, YANG K H. Collection of malalignment in proximal femoral nailing-Reduction technique of displaced proximal fragment.Injury, 2010, 41：634-638.

[3]AFSARI A, LIPORACE F, LINDVALL E, et al. Clamp-assisted reduction of high subtrochanteric fractures of the femur. J Bone Joint Surg, 2009, 91：1913-1918.

[4]HAIDUKEWYCH G J, LANGFORD J.Subtrochanteric fractures//Bucholz R W, et al. Rockwood and Green's Fractures in adults. 7th ed. Philadelphia：Lippincott Williams & Wilkins, 2009：1641-1654.

[5]糸满盛宪. 髓内钉法//AO法骨折治疗. 2版. 東京：医学書院, 2010：190-209.

[6]SHAHULHAMEED A, ROBERTS C S, OJIKE N.Technique for precise placement of poller screw with intramedullary nailing of metaphyseal fractures of the femur and tibia. Injury, 2011, 42：136-139.

[7]HUANG S C, LIN C C, LIN J. Increasing nail-cortical contact to increase fixation stability and decrease implant strain in antegrade locked nailing of distal femoral fractures：A biomechanical study. J Trauma, 2009, 66：436-442.

下肢

股骨髁部及髁上骨折

国立医院机构仙台医疗中心骨科医长　**伊势福修司**

固定方法的选择

股骨髁部及髁上骨折（股骨远端骨折）的固定材料，目前多为逆行性髓内钉及解剖型锁定接骨板。

髓内钉内固定的适应证是不涉及关节内骨折的AO分类中A型骨折。关节内骨折中的部分单纯的C1型和C2型也可成为髓内钉固定的适应证（**图1**）。在部分关节内骨折中，除了额状面骨折的B3型骨折，其余全部骨折分型都是锁定接骨板固定的适应证。

髓内钉接近负重线，在内固定材料选择上有力学优势，同时，它突出骨外的金属部分小，对周围软组织刺激少，因此，对于A型骨折，目前多选择髓内钉而不是接骨板固定。但对于年轻患者，为避免关节软骨及骨骺的损伤，有时即使是A型骨折也可选择接骨板固定。

图1　骨折类型的AO分类及逆行性髓内钉的适应证

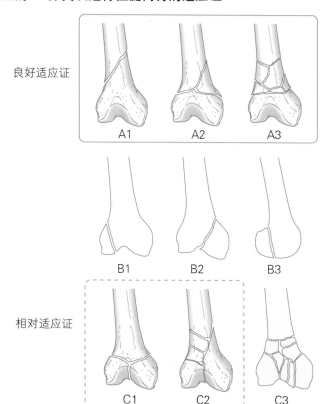

基础	逆行性髓内钉固定

1 入路

◆ 术前计划

　　拍摄健侧带刻度的单纯X线正、侧位像，据此预测髓内钉的长度及直径。髓腔过于狭窄或高龄者股骨前弯过大者，不适合使用髓内钉。原则上选择尽可能粗和长的髓内钉。

　　髓内钉长度，在不影响髌股关节的情况下远端尽量从紧贴软骨下骨开始，近端尽可能达到小粗隆以上，最短也要达到股骨峡部以上。对于远端骨折块是否应打入2枚以上的交锁螺钉，术前应使用髓内钉的预定模板进行策划研究（**图2**）。

◆ 手术体位

　　使用可透视髋关节到远端的手术台。仰卧位，在股骨后面到腘窝置扁枕。术前透视下观察侧位像，尝试复位，根据复位后位置调整扁枕，确认摆好便于髓内钉插入的膝关节屈曲位（**图3a**）。正位像观察股骨轴线、关节间隙及骨折位置，并在皮肤上做好标记（**图3b**）。

　　　　　　　　　手术技巧及注意事项

　　· 近端交锁螺钉的位置也要标记好，并将其包括在消毒术野内。

图2　术前计划

a.正面　　　　　　　　　　**b.**侧面

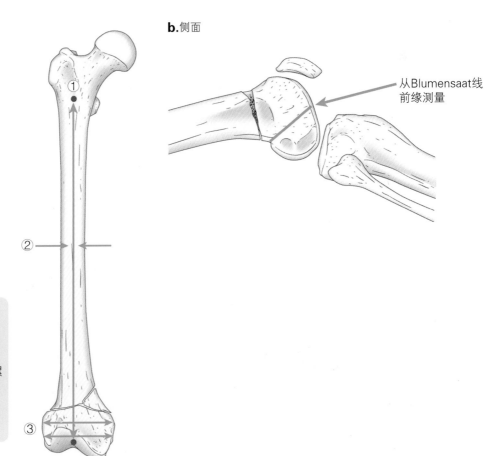

从Blumensaat线前缘测量

①髓内钉长度
　· 超过峡部
　· 理想的是达到小粗隆近端
②预测髓内钉直径
③确定可能插入的多个交锁螺钉
　· 预测交锁螺钉的长度
　· 侧位像评价股骨前弯的程度

图3 手术体位及试复位

a.腘窝扁枕的位置和膝屈曲位

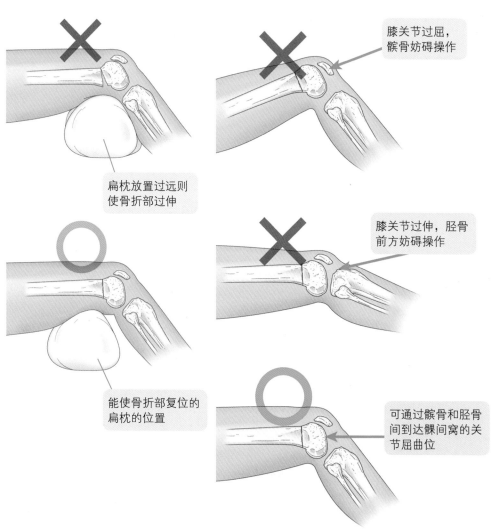

膝关节过屈，髌骨妨碍操作

扁枕放置过远则使骨折部过伸

能使骨折部复位的扁枕的位置

膝关节过伸，胫骨前方妨碍操作

可通过髌骨和胫骨间到达髁间窝的关节屈曲位

b.标记股骨轴线、小粗隆、骨折及关节间隙

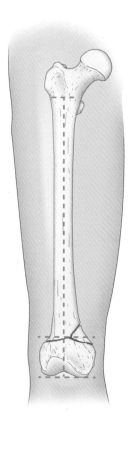

图4 打入髓内钉的皮切口

a.不须关节内操作的皮切口

b.须行关节内骨折复位固定的皮切口

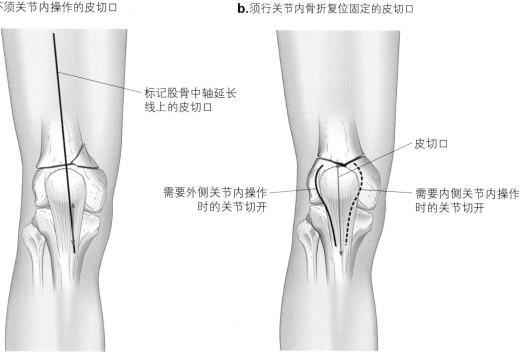

标记股骨中轴延长线上的皮切口

需要外侧关节内操作时的关节切开

皮切口

需要内侧关节内操作时的关节切开

❖ 皮切口

A型骨折如不需要关节内骨折的复位固定，可在髌骨下端与胫骨粗隆之间，沿股骨长轴纵行切口。切口多略偏髌腱稍内侧。

C型骨折需要关节内骨折直视下复位固定时，可行从髌骨前方起，至胫骨粗隆止的纵切口后，切开筋膜，从髌骨旁内侧或外侧切开显露关节。髌骨旁外侧入路可行关节内复位和临时固定。也可通过髌腱纵行切开打入髓内钉（**图4**）。

2 切开复位

❖ 关节内骨折的复位固定

如仅有轻度骨折移位，不妨碍髓内钉打入的话，可经皮插入克氏针临时固定（**图5a**），或经皮打入空心松质骨螺钉固定（**图5b**）。

如有骨折移位，则需切开关节，在不妨碍髓内钉打入的情况下，通常应用拉力螺钉[1]进行关节内骨折复位固定。

❖ 开窗及扩大髓腔，打入髓内钉

髓内钉打入点透视正位像位于髁间窝中央，侧位像在Blumensaat线的前缘，用小锤打入导针，或使用动力系统沿股骨长轴方向插入（**图6**）。沿导针使用髓腔钻开窗，从关节面起达数毫米深度。

从开窗部将导针插入骨干部髓腔内。沿导针按比预定髓内钉直径大1~2 mm的尺寸进行扩髓。当髓腔钻通过股骨峡部接触骨皮质时，音质及手感都会发生改变。此时可结束扩髓，也可应用大0.5 mm的髓腔钻再扩髓之后结束。最终选择比髓腔钻直径大1~1.5 mm的髓内钉。

> **手术技巧及注意事项**
>
> · 与缺少松质骨的骨干部不同，股骨髁部松质骨丰富，因此，插入导针及之后的开窗后，某种程度上就决定了髓内钉的走行方向。所以在导针插入时要时刻想到髁上骨折的复位程度，以便制作出开窗部直到髁部髓内的正确路径。

图5 关节内骨折的复位固定

a   b   c.侧面

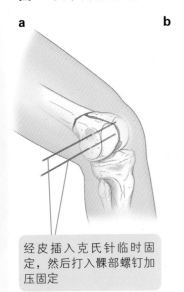

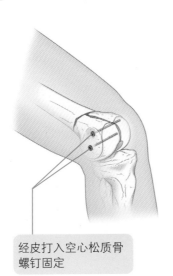

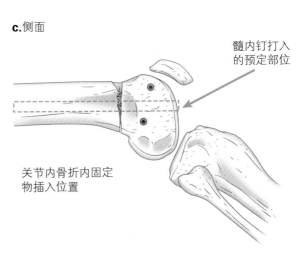

髓内钉打入的预定部位

关节内骨折内固定物插入位置

经皮插入克氏针临时固定，然后打入髁部螺钉加压固定

经皮打入空心松质骨螺钉固定

图6 开窗、导针及髓内钉置入

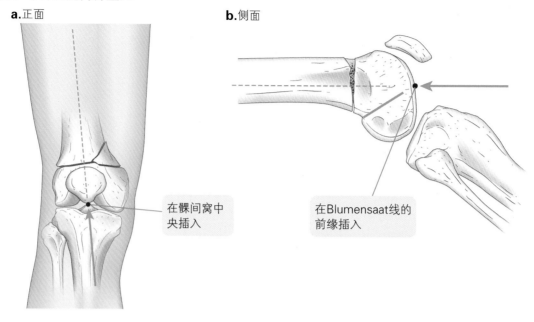

a. 正面　　　　　　　　　　　　　　　　　　　**b.** 侧面

在髁间窝中央插入

在Blumensaat线的前缘插入

图7 骨牵引复位　　　　　　　　　　　　**图8** 通过阻挡螺钉或阻挡针使内、外翻移位复位

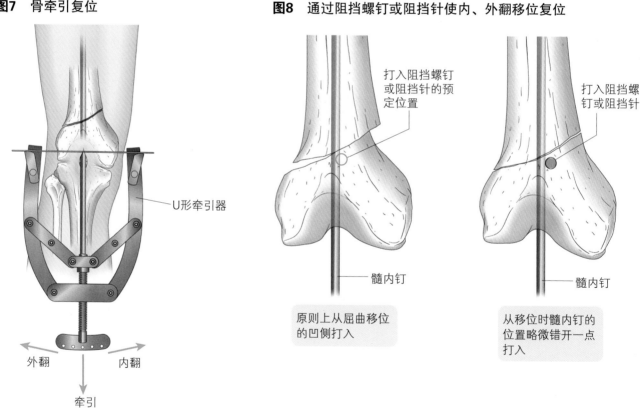

U形牵引器

外翻　　内翻

牵引

打入阻挡螺钉或阻挡针的预定位置

髓内钉

原则上从屈曲移位的凹侧打入

打入阻挡螺钉或阻挡针

髓内钉

从移位时髓内钉的位置略微错开一点打入

◆ 髁上骨折的复位

　　一边手法复位，一边打入髓内钉，一般来讲，多数髁上骨折都能复位达到可接受的范围内。如仍有残留移位可采取如下方法对症处理。

　　从股骨髁部或胫骨近端贯通插入克氏针，利用U形牵引器直接持续牵引。通过强力牵引，不仅短缩移位，而且内翻、外翻及旋转移位都能有效复位（**图7**）。

　　阻挡螺钉（Poller螺钉）或阻挡针对内翻、外翻、后凸及前凸移位都能有效复位[2-4]（**图8**）。

为避免医源性骨折，也有学者建议不使用阻挡螺钉，而应用直径2.0 mm或2.4 mm的克氏针作为阻挡针，效果更好[5]。

· 对于股骨髁上粉碎骨折即 A3 型骨折，如患者高龄，为获得早期骨愈合及早期全负重活动，可允许残存某些有目的的肢体短缩。

3 内固定

◆ 确定髓内钉的长度

将导针尖端打入到术前计划阐述的位置，将骨外残存的部分作为标尺来确定髓内钉的长度。

◆ 髓内钉打入的深度

打入选择好的髓内钉，不要使髓内钉的远端突出于髌股关节面。同时，髓内钉远端不要打入髓内过深，以便能使远端的交锁螺钉尽量多打入，髓内钉在近软骨下骨的松质骨中获得较大的固定强度。就是说，髓内钉远端应距离关节面内数毫米为宜。可参考髓内钉器械上附带的刻度，并在透视下对打入深度进行评价（**图9**）。

◆ 冠状面（正位像）力线的评价

远端交锁螺钉打入前要再次对内翻、外翻进行检查。

在髁上粉碎骨折时，骨干部与远端关节面的力线很难判断，可通过透视与健侧对比，用电刀金属线等作为透视标记工具进行评价（**图10**）。

◆ 远端交锁螺钉的打入

远端交锁螺钉的打入因髓内钉种类不同而略有差异，但原则上最初的最远端的交锁螺钉打入后，就决定了关节面与髓内钉的位置关系。

图9 调整髓内钉打入的深度

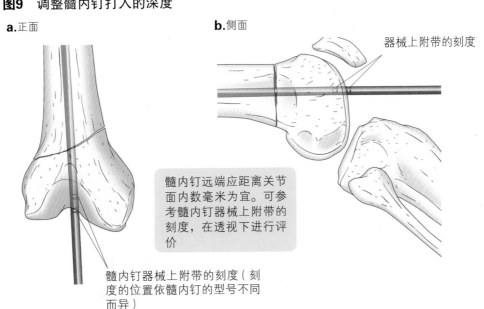

a.正面　　　　　　　　　　**b.**侧面

器械上附带的刻度

髓内钉远端应距离关节面内数毫米为宜。可参考髓内钉器械上附带的刻度，在透视下进行评价

髓内钉器械上附带的刻度（刻度的位置依髓内钉的型号不同而异）

图10 通过电刀金属线评价冠状面力线

a.复位后　　　　**b.**外翻位　　　　**c.**内反位

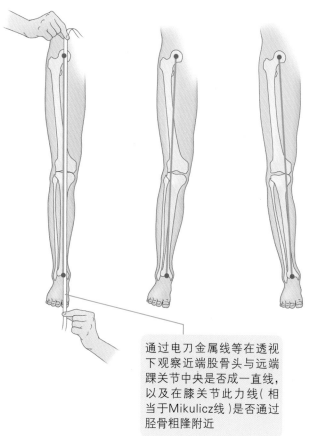

通过电刀金属线等在透视下观察近端股骨头与远端踝关节中央是否成一直线，以及在膝关节此力线（相当于Mikulicz线）是否通过胫骨粗隆附近

图11 打入远端交锁螺钉

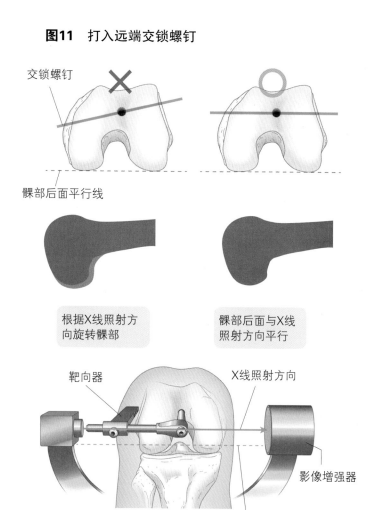

交锁螺钉

髁部后面平行线

根据X线照射方向旋转髁部

髁部后面与X线照射方向平行

靶向器

X线照射方向

影像增强器

髁部后面平行线

　　内外方向的远端交锁螺钉，尽量在髁部后方骨皮质平行打入。透视下要看到股骨髁部正确的侧位像，交锁螺钉打入使用的靶向器械，要与透视的X线照射方向保持一致，在此状态下打入螺钉（**图11**）。

手术技巧及注意事项

· 股骨远端横断面呈梯形，根据透视时的正位像确定螺钉长度时往往过长。用测深器探测对侧骨皮质测量时，其手感很难判断。这时，如已贯通一侧骨皮质，在贯通对侧骨皮质前，用测深器测量，就较容易确定螺钉长度（**图12**）。

· 从内外髁连接髁部的髁螺钉（可使用Stryker公司生产的T2螺钉等），可提高髁部骨折块的固定强度，即使对C型关节内骨折的固定也是有效的。但螺钉的底座和垫圈较大，小的切口很难安放，且可能卷入软组织，难以固定在骨膜上，同时可使固定强度降低，并引起周围组织刺激反应。因此，足够长度的皮切口是十分必要的。

· 打入远端交锁螺钉时，如过度拧紧，因髁部较柔软故易于陷入，应予注意。髁部螺钉拧到垫圈略微倾斜即可。

图12　确定远端交锁螺钉的长度

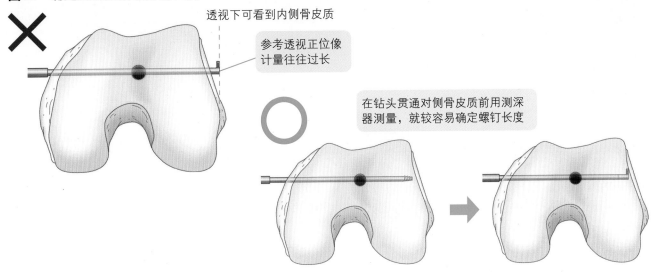

透视下可看到内侧骨皮质

参考透视正位像
计量往往过长

在钻头贯通对侧骨皮质前用测深
器测量，就较容易确定螺钉长度

图13　评价旋转移位的复位情况（小粗隆的形态）

髌骨位置都保持中立
位。

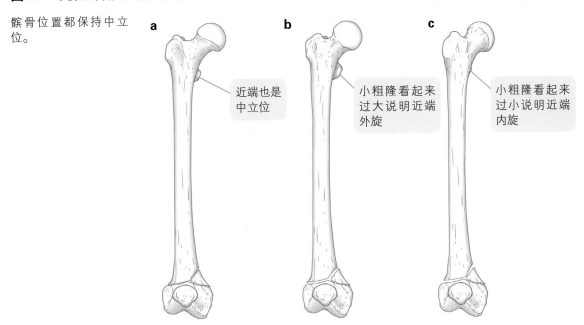

近端也是
中立位

小粗隆看起来
过大说明近端
外旋

小粗隆看起来
过小说明近端
内旋

◆ 旋转移位的评价及近端交锁螺钉的打入

近端交锁螺钉打入前要确认旋转移位已复位。

骨折为斜骨折时，根据髓内钉尖端相对应的刻度等的形状也可做出判断。

对横骨折、短斜骨折及粉碎骨折等骨折部形态难以判断时，可将远、近端骨折块的骨皮质厚度、术前摄影的健侧正位像的髌骨位置及小粗隆的形态大小进行比较，由此可做出旋转移位的复位情况的判断和评价（**图13**）。

髁上骨折部残留间隙时，可向近端轻轻叩击髓内钉，消灭间隙。

如欲矫正旋转移位，可使用能透X线的钻头手法复位，或应用靶向器械，打入近端交锁螺钉。

◆ 插入主钉尾帽

在髓内钉的远端插入主钉尾帽，这样可使最远端的交锁螺钉固定的角度更稳定。尽可能安放主钉尾帽以提高固定强度。

1 入路

❖ 术前计划

术前拍健侧肢体的带刻度的正、侧位像，基于此做出接骨板的选择。拍患肢CT以掌握关节内骨折情况，预测好螺钉位置、方向及长度。

❖ 手术体位

与逆行性髓内钉固定的体位相同。事先标记好在正、侧位像上的股骨中轴的位置。

❖ 皮切口

对于有关节内骨折移位（C型）的病例，采用髌骨旁外侧入路行骨折复位临时固定（**图14a**）。

对于几乎没有关节内骨折移位，不需要直视下骨折复位（A3型，部分C2型）的病例，可经皮先用克氏针固定关节内骨折，再于股骨髁部正侧方、预定安放接骨板的正上方纵行切口（**图14b**），常规切开大腿筋膜，直达髁部外侧骨皮质。

髁上骨折为单纯性骨折（A1型、A2型、C1型）时，为良好复位以获得骨愈合，须向近端延长切口，将股外侧肌于外侧肌间隔游离向后牵拉，或钝性分离股外侧肌，到达骨折部位。

粉碎性髁上骨折（A3型、C2型、C3型），在髁部骨折块与股骨干骨折块间须行微创（MIPO）桥接固定[6,7]时，首先在侧位像上标记的股骨干预设接骨板的近端附近做一纵切口，沿股外侧肌纤维方向钝性分离，显露股骨干外侧面。在骨干部切口与远端切口之间，使用骨膜剥离子等器械，在股外侧肌下、骨膜上做一连续性隧道（**图14c**）。

图14　接骨板内固定的皮切口

a. 须关节内骨折复位时的髌骨旁外侧入路

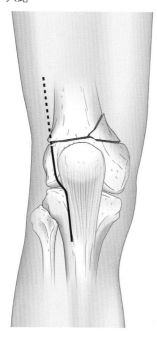

■■■■■ 髁上骨折行解剖复位时的延长切口

b. 不须关节内骨折复位时的外侧入路

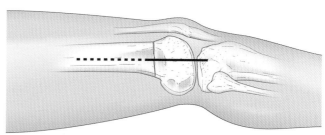

c. MIPO法中行桥接接骨板时的纵切口

在侧位像上标记的骨干部，在接骨板近侧段附近行纵切口

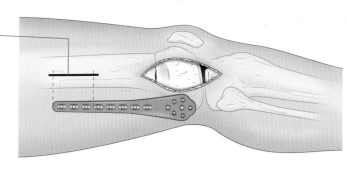

图15　关节内骨折的复位固定

a.克氏针临时固定后，再用锁定螺钉固定　　　b.直视下复位后，再用拉力螺钉固定

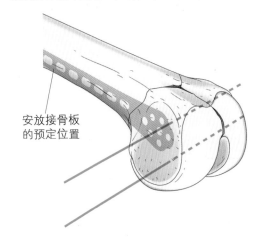

安放接骨板
的预定位置

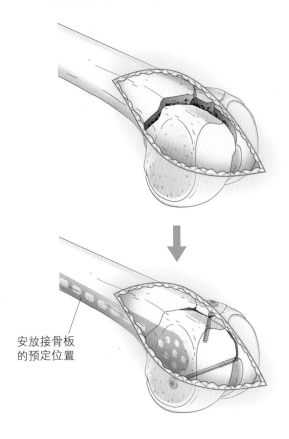

安放接骨板
的预定位置

2 切开复位

◆ 关节内骨折的复位固定

原则上，关节内骨折应解剖学复位，将髁部作为一个整体（把C型骨折看作A型骨折），目标是使其与骨干部恢复成可接受的力线。

直视下行关节内骨折复位，对于接骨板安放不困难的病例，可打入直径4.0 mm的松质骨螺钉或直径4.0 mm的空心松质骨螺钉，行拉力螺钉法固定（**图15**）。或者用克氏针临时固定，然后应用锁定接骨板的螺钉固定，效果也很好。与拉力螺钉固定不同，用锁定接骨板螺钉固定，骨块间无加压作用。

手术技巧及注意事项

- 不得不从关节面打入螺钉时，可应用 Herbert 螺钉进行固定，此螺钉可将钉帽埋入关节面内。

◆ 髁上骨折复位

单纯性斜骨折及有较大第3枚骨块的骨折时（A1型、A2型及C3型），解剖学复位后应用拉力螺钉法，将骨块间确实密切接触固定。对于髁上粉碎骨折（A3型、C2型及C3型），将髁部骨折块用桥接接骨板与股骨干部固定。可先手法复位，然后将髁部骨折块与骨干部骨折块用克氏针临时固定，之后再行接骨板固定。

手法复位困难时，可通过克氏针撬拨复位法进行复位及临时固定（**图16a**），或试行股骨远端及胫骨近端骨牵引进行复位。在股骨干部与髁部或胫骨近端安装外固定架也可进行复位和临时固定（**图16b**）。

内翻、外翻及侧方移位，其接骨板本身可通过螺钉提拉靠近骨质获得复位（**图17**）。

图16　髁上骨折复位

a.通过克氏针撬拨法进行复位及临时固定

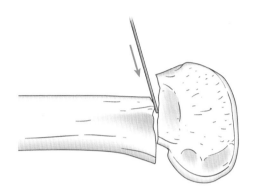

b.通过外固定法进行复位及临时固定

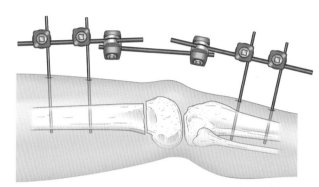

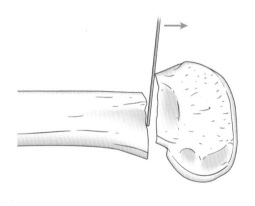

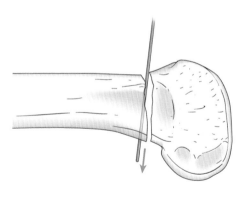

图17　通过接骨板进行内外翻移位矫正

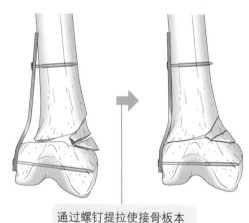

通过螺钉提拉使接骨板本身靠近骨质达到复位

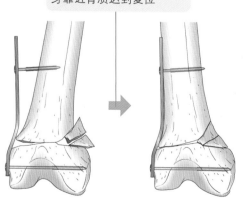

3 内固定

◆ 接骨板临时固定

在应用微创接骨板固定法时，将接骨板从远端切口沿股骨外侧逆行性滑行插入（**图18a**）。此时，在远端螺钉口连接一枚锁定螺钉用的导向套筒，该导向套筒在接骨板插入时可作为把手，在其后可穿入克氏针做临时固定。

接骨板近端到达骨干部切口内后，在近端螺钉口也连接一枚导向套筒，在远、近端分别插入导向套筒内筒，通过导向套筒插入克氏针做临时固定（**图18b**）。

插入的克氏针可成为其后锁定螺钉位置的目标。远端锁定螺钉的位置十分重要，并且自由度小，可将骨折远端临时固定在最佳位置。骨折近端接骨板要确实固定在骨干上，这必须通过透视、触诊及克氏针贯穿在对侧皮质等来确认。

> **手术技巧及注意事项**
>
> ·在远端股骨的横断面呈梯形，要注意克氏针应从后方倾斜10°打入（**图 19a**）。
> ·接骨板是解剖型接骨板，锁定接骨板的角度是固定的，克氏针平行于关节面打入后，就可能获得容许范围较大的解剖力线（**图 19**）。

图18　安放接骨板及临时固定

a.安放接骨板

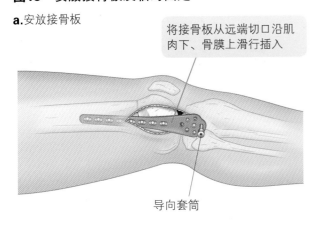

将接骨板从远端切口沿肌肉下、骨膜上滑行插入

导向套筒

b.临时固定

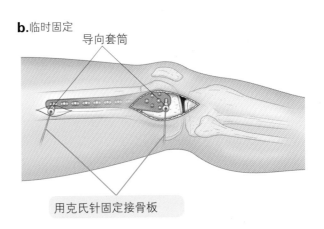

导向套筒

用克氏针固定接骨板

图19　接骨板临时固定时的骨折打入方向

a.股骨轴线横断面所见的打入方向

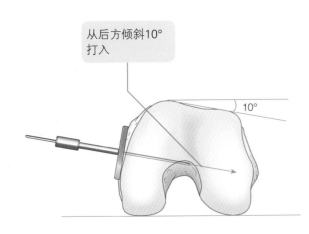

从后方倾斜10°打入

10°

b.冠状面所见的打入方向

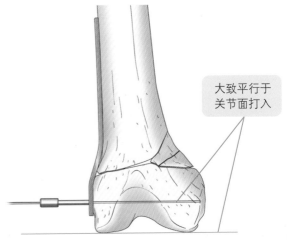

大致平行于关节面打入

◆ 临时固定后的力线确认

克氏针临时固定后，通过透视或应用前述方法，确认内翻、外翻、屈曲及伸直各方向的力线，必要时做一下微调整。

◆ 螺钉固定

在远端打入2枚锁定螺钉，在矢状面确定好力线后，在近端打入螺钉。远端尽可能打入多枚螺钉，近端最少2枚，如有可能可打入3枚双皮质螺钉。

> **手术技巧及注意事项**
>
> ·在髁部打入长的锁定螺钉时，与手动旋转螺丝刀相比，使用动力系统更稳妥，更容易将螺钉打入钻孔。

●文献

[1] MESSMER P, PERREN S M, SUHM N. スクリュー//糸満盛憲, ほか訳. AO法骨折治療. 2版. 東京:医学書院, 2010:158-167.

[2] KRETTEK C, STEPHAN C, SCHANDELMAIER P, et al. The use of Poller screw as blocking screws in stabilizing tibial fractures treated with small diameter intramedullary nails. J Bone Joint Surg, 1999, 81:963-967.

[3] RICCI WM, O'BOYLE M, BORRELLI J, et al. Fractures of the proximal third of the tibial shaft treated with intramedullary nails and blocking screws. J Orthop Trauma, 2001, 15:264-270.

[4] STEDTFELD H W, MITTLMEIER T, LANDGRAF P, et al. The logic and clinical applications of blocking screws. J Bone Joint Surg, 2004, 86(supplement 2):17-25.

[5] 最上敦彦. 大腿骨顆部・顆上骨折に対する骨接合術(逆行性髄内釘法)//OS NOW Instruction:下肢の骨折・脱臼. 東京:メジカルビュー社, 2007:156-175.

[6] WILBER J H, BAUMGAERTEL F. 架橋プレート//糸満盛憲, ほか訳. AO法骨折治療. 2版. 東京:医学書院, 2010:210-218.

[7] BABST R, KHONG K S. 最小侵襲手術//糸満盛憲, ほか訳. AO法骨折治療. 2版. 東京:医学書院, 2010:145-155.

下肢

胫骨平台骨折

冈山大学医院骨科讲师 **野田知之**

胫骨平台骨折为关节内骨折，正确的关节面复位与力线重建是十分重要的。

基 础 外侧平台骨折 (前外侧入路的接骨板固定法)

对劈裂压缩性骨折（AO/OTA 41-B3），目前多应用前外侧入路切开复位接骨板内固定术，该手术是较理想的术式。

1 入路

◆ 皮切口

仰卧位，对患肢从大腿到足趾消毒，铺无菌巾，膝下垫枕，将膝关节置于轻度屈曲位（**图1**）。需自体髂骨移植时，同侧髂骨也须消毒、铺无菌巾。

◆ 骨折部显露

前外侧入路，从髌骨外缘略外侧起，沿胫骨粗隆外侧缘、胫骨棘外侧倒"J"切口切开髌骨旁外侧（**图2**）。该入路近侧皮切口有倒"L"切口及正中纵切口等多种类型，可根据术者的喜好及关节切开的方法（切开或关节镜下）等情况进行选择。

同样切开皮下组织，在胫骨棘外侧约1 cm处切开胫骨前肌筋膜，以便其后可修复，从胫骨前肌起始部开始剥离，直到胫骨近端前外侧，显露骨折部（**图3**）。如需扩大视野，可将髂胫束止点（Gerdy结节）带骨片游离，或骨膜下剥离进一步显露（**图3-1**）。

图1 体位 (仰卧位)

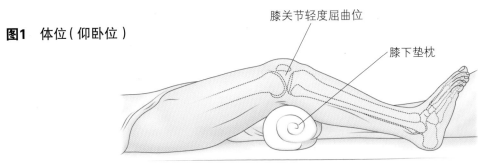

膝关节轻度屈曲位

膝下垫枕

图2 切口及解剖标记

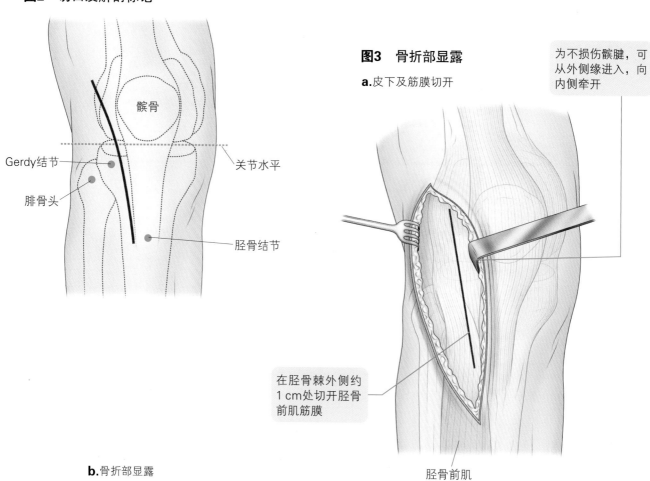

髌骨

Gerdy结节

腓骨头

关节水平

胫骨结节

图3 骨折部显露

a. 皮下及筋膜切开

为不损伤髌腱，可从外侧缘进入，向内侧牵开

在胫骨棘外侧约 1 cm 处切开胫骨前肌筋膜

胫骨前肌

b. 骨折部显露

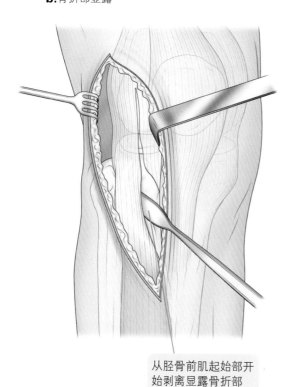

从胫骨前肌起始部开始剥离显露骨折部

图3-1 须扩大视野时

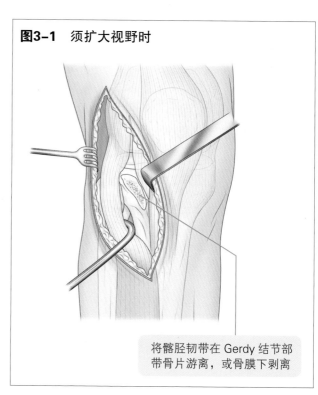

将髂胫韧带在 Gerdy 结节部带骨片游离，或骨膜下剥离

图4　探查塌陷的关节面骨折

a.显露胫骨近端外侧部及切开关节囊

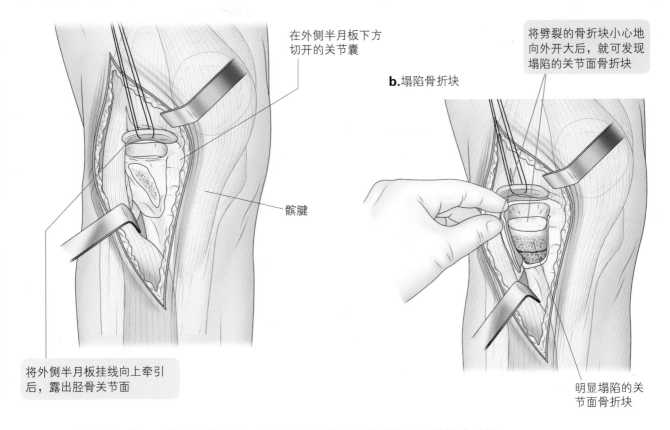

在外侧半月板下方切开的关节囊

髌腱

b.塌陷骨折块

将劈裂的骨折块小心地向外开大后，就可发现塌陷的关节面骨折块

将外侧半月板挂线向上牵引后，露出胫骨关节面

明显塌陷的关节面骨折块

　　为不损伤髌韧带，可从外侧缘进入，将髌韧带整体向内侧牵拉，于外侧半月板下方切开关节囊，将半月板挂线向上牵引后，就可观察到胫骨关节面（**图4a**）。

　　确认劈裂的骨折线，将劈裂的骨折块小心地向外开大后（翻书法），就可发现塌陷的关节面骨折块[1]（**图4b**）。

2 切开复位

　　尽管可通过前外侧骨皮质开窗的方法，用骨冲击器将塌陷骨折块上抬复位，但经CT详细分析后发现，大部分外侧平台骨折都有劈裂骨折，故多可应用翻书法进行复位。

　　将劈裂骨折块翻转后，插入骨凿，连同附着于软骨下骨的松质骨一起，尽量作为一个大骨块整体上抬（**图5a，图5-1**），这个方法对粉碎骨折尤其有效。插入骨凿后，如塌陷关节面出现活动迹象，就可应用骨冲击器上抬骨块。骨块上抬后产生的间隙可用自体骨或人工骨移植，以此起到关节面下方间隙的支撑作用。使用块状骨进行移植（**图5b**）。使用自体骨移植，支撑部分要保留皮质骨。人工骨移植应使用强度较好的羟基磷灰石颗粒（HA颗粒）。透视下确认复位位置后，用克氏针等临时固定。

　　　　　　　手术技巧及注意事项　·······················

·用骨凿上抬关节面时，应尽可能连同附着在软骨下骨的松质骨，作为一个大骨块整体上抬，然后在由此产生的缺损部行骨移植支撑，这是很重要的。

图5　塌陷关节面骨折的复位

a.骨块整体上抬

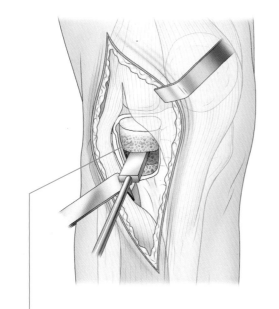

图5-1　插入骨凿的方向（红箭头）及骨块的复位方向（蓝箭头）

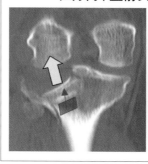 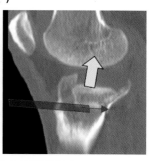

b.人工骨移植

尽可能连同附着在软骨下骨的松质骨，插入骨凿后作为一个大骨块整体上抬

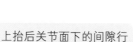整体上抬的关节面

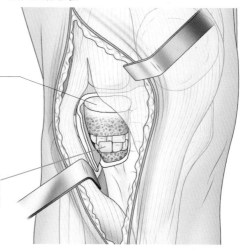

上抬后关节面下的间隙行人工骨（HA颗粒）移植

3 内固定

　　劈裂的骨折块用复位钳等复位，骨块间充分加压。应用空心螺丝钉在关节面附近固定以支撑软骨下骨（**图6a**）。

　　在劈裂压缩性骨折中几乎所有的病例都须施行接骨板固定（**图6b**）。近年来，该部位增加桥接作用的接骨板固定的概念也基于不同骨折类型出现扩大和发展。对于劈裂因素强的骨折类型，选择支撑效果好的接骨板，如L形预弯的支撑接骨板等，压缩因素强的骨折类型选择具有桥接效果的接骨板，如近端胫骨接骨板（PTP）等。

◤ **手术技巧及注意事项** ◥

· 无论劈裂因素明显，还是压缩因素明显的骨折，最近端的螺钉植入都应在接近关节面 10 mm 以内进行，以起到支撑软骨下骨的目的。出于支撑目的植入螺钉时，骨干部的常规螺钉植入应该在近端螺钉植入前进行。

◤ **难点** ◥

　　根据病例不同，虽然是解剖型接骨板，但也存在相当不匹配的情况，术后也有出现皮肤刺激症状以致发生表层感染的情况。应根据术前评价，选择相容性好的内植物，或选择可折弯的接骨板进行手术。

图6 内固定

a.临时固定

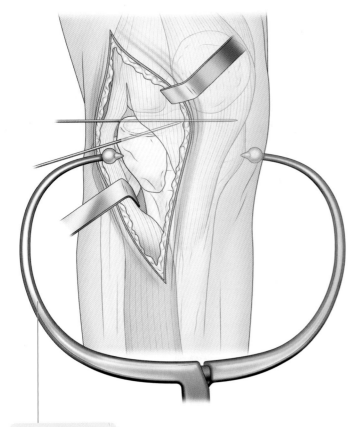

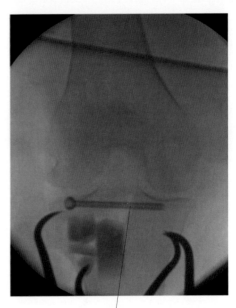

螺钉固定（空心松质骨螺钉）

复位钳骨块间加压
复位螺钉固定

b.接骨板固定

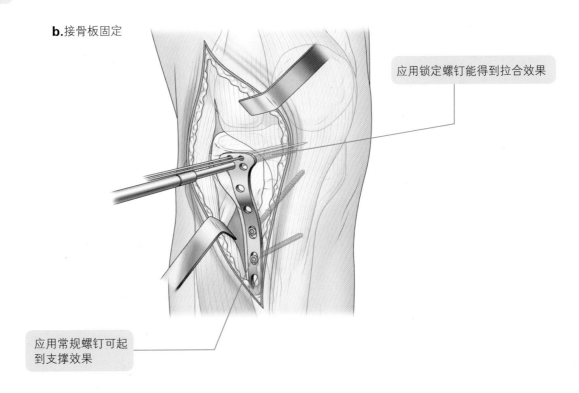

应用锁定螺钉能得到拉合效果

应用常规螺钉可起
到支撑效果

Burks等报道的后方入路，具有不须显露后方血管神经束的特点[1]，对合并有后交叉韧带（PCL）附着点撕脱骨折及后关节面有撕脱骨折的胫骨近端骨折的复位内固定非常有效，值得推荐（**图7**）。如**图7**所示，红实线部分就是所谓的后入路的皮切口及显露，追加的红点线部就是PCL附着部及由此向后方可能显露的切口。该入路或者后内侧入路，再合并前外侧入路可适用于双髁骨折等病例[3]。

1 入路（骨折部显露）

原法为俯卧位，但在显露PCL附着部时要转为仰卧位且盘腿位[4, 5]，而在显露外侧关节面后方时，推荐俯卧位。

◆ 皮切口

腘窝皱襞附近横行切开后弧形转为纵切口，于胫骨内侧后缘约1 cm后方沿腓肠肌内侧头纵行切开（**图7**）。横切口的位置通常在关节面高度，当复位PCL附着部或外侧关节面等须显露关节面水平时，横切口应选在比关节面水平高2~3 cm的近端位置。

◆ 深筋膜显露

与皮下切开显露相同，腘窝中央部有小隐静脉，内侧有大隐静脉及隐神经，注意不要损伤。在半腱肌后缘与腓肠肌内侧头前缘之间切开深筋膜，将含有半腱肌的鹅足牵向前方，腓肠肌内侧头牵向后外方（**图8**）。此外，内侧关节面切开时，鹅足前缘筋膜也要切开，插入引流管向后牵引，然后切开内侧关节囊（**图8-1**）。内侧需要安放接骨板时，预先要将鹅足附着部向前方游离。

◆ 骨折部显露

后方的显露在后内侧缘骨膜下游离比目鱼肌和腘肌，将腓肠肌内侧头与血管神经束一起向外侧牵引，显露骨折部（**图9**）。在关节水平确认腓肠肌内侧头的内侧缘，在其与半膜肌之间到达后方关节囊并游离。

在需要切开后方关节囊时，对PCL附着部的撕脱骨折可在腘窝后方纵行切开，对关节面骨块的复位可在半月板正下方横行切开。

图7 体位与切口

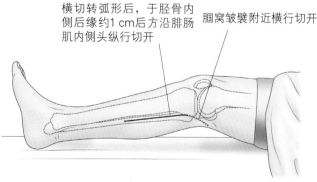

横切转弧形后，于胫骨内侧后缘约1 cm后方沿腓肠肌内侧头纵行切开　　腘窝皱襞附近横行切开

仰卧位

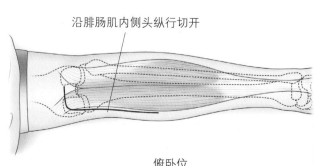

沿腓肠肌内侧头纵行切开

俯卧位

图8 深筋膜显露

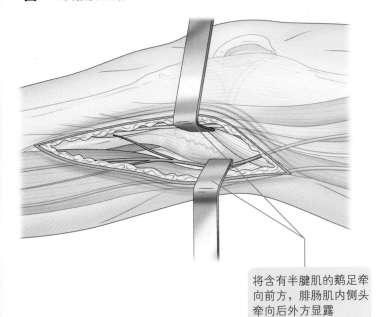

图8-1 行内侧关节面切开时

将含有半腱肌的鹅足牵向前方，腓肠肌内侧头牵向后外方显露

鹅足前缘筋膜也要切开，插入引流管向后牵引，然后切开内侧关节囊

图9 骨折部后方显露

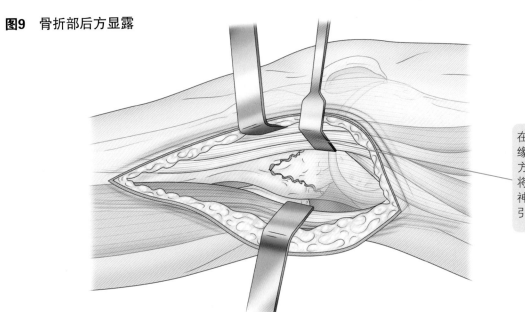

在腓肠肌内侧头的内侧缘与半膜肌之间到达后方关节囊并游离。将腓肠肌内侧头与血管神经束一起向外侧牵引，显露骨折部

手术技巧及注意事项

· 该入路行后方关节面水平显露较困难，有关争论很多，但主要须注意以下两点：①横切口要置于关节面水平近端 2~3 cm 处；②半腱肌后缘与腓肠肌内侧头前缘间的深筋膜切开时，应充分游离半腱肌延伸至小腿筋膜的腱纤维近端后，再切开深筋膜近端。注意这两点后，就可极大地改善后方显露的视野，使俯卧位显露关节面后外侧也成为可能。

图10　复位及临时固定

a. 内侧关节面

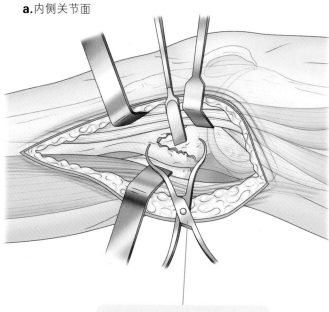

b. PCL附着部撕脱骨块

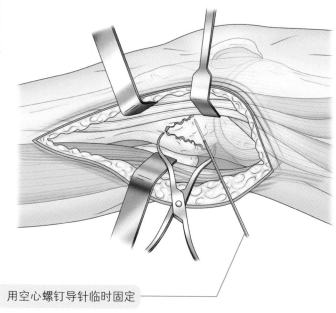

用复位钳复位后内侧骨折块，并
用克氏针临时固定

用空心螺钉导针临时固定

2 切开复位

　　仰卧位及盘腿姿势下小腿容易内翻，故膝外侧需垫扁枕，边调整内外翻，边复位内髁骨折块，予以临时固定（**图10a**）。以内髁或外髁未骨折的部分为目标，用复位钳复位后内侧骨折块，并用克氏针临时固定。此时，要确认近端骨折块的后侧及内侧面都已完好复位。因容易出现内翻畸形，所以必须通过透视确认复位及力线情况。

　　PCL附着部的撕脱骨折须切开关节复位，用克氏针或空心螺钉在导针的引导下临时固定（**图10b**）。

　　　　　　　　　手术技巧及注意事项

・要特别注意防止力线内翻，不仅要在直视下确认复位，在透视下确认复位也是重要的。

3 内固定

　　为控制该骨折脱位的内翻应力，使用支撑接骨板固定是必须的（**图11**）。全内髁与髁间部整体移位的骨折类型可应用Tomofix™（Synthes公司）标配的锁定接骨板，而内髁分离或仅内后髁移位的骨折类型可应用内侧近端胫骨接骨板（MPTP，

Synthes公司）中小规格的锁定接骨板。虽说是锁定接骨板，在获得充分的支撑效果后，还需锁定螺钉加强固定。在近端锁定螺钉孔可先用克氏针临时固定，待确认骨折复位、力线及接骨板安放位置等全部满意后，再最终固定（**图11-1**）。

◖**手术技巧及注意事项**◗ ┈┈┈┈┈┈┈┈┈┈┈┈┈┈┈┈┈┈┈┈┈┈┈
· 术前要通过CT正确评价骨折块的移位方向，术中要反方向安放接骨板。

◖**难点**◗ ┈┈┈┈┈┈┈┈┈┈┈┈┈┈┈┈┈┈┈
预计从后方安放接骨板，但又不能在对抗内翻的位置安放接骨板时，术后再次出现内翻移位的概率很高，要特别注意。如果只用一枚接骨板固定，防止内髁骨块出现再移位，多数情况下，最好在关节面的后内侧角处安放接骨板。

图11 支撑接骨板固定

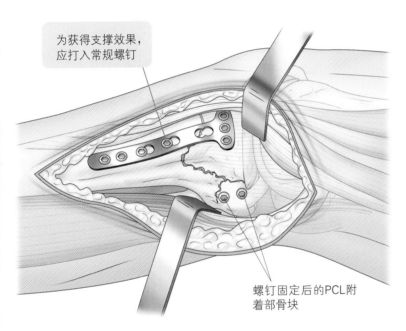

为获得支撑效果，应打入常规螺钉

螺钉固定后的PCL附着部骨块

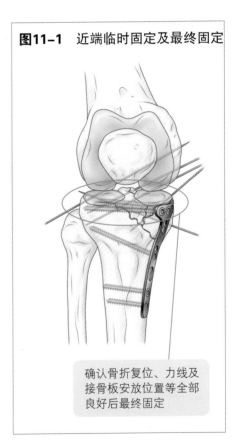

图11-1 近端临时固定及最终固定

确认骨折复位、力线及接骨板安放位置等全部良好后最终固定

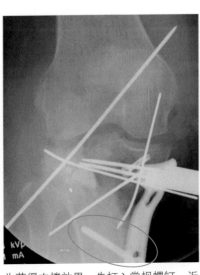

为获得支撑效果，先打入常规螺钉，近端临时固定。

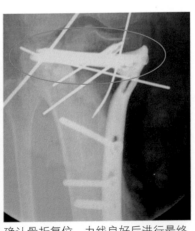

确认骨折复位、力线良好后进行最终固定。

●文献
［1］PERRY C R, EVANS L G, et al. A new surgical approach to fractures of the lateral tibial plateau. J Bone Joint Surg, 1984, 66-A: 1236-1240.
［2］BURKS R T, SCHAFFER J J. A simplified approach to the tibial attachment of the posterior cruciate ligament. Clin Orthop, 1990, 254: 216-219.
［3］野田知之，島村安則，ほか．ダブルプレートによる脛骨近位部骨折の治療戦略．別冊整形外科, 2009, 56: 179-183.
［4］野田知之，尾崎敏文，ほか．後方剪断骨片を伴う脛骨近位端骨折治療における後方入路の有用性. 骨折, 2007, 29(2): 368-372.
［5］野田知之，島村安則，門田康孝，ほか．後方入路を併用した脛骨近位部関節内骨折の治療成績. 膝, 2007, 32(2): 270-274.

下肢

胫骨开放性骨折

香川县立中心医院骨科主任部长　**长野博志**

　　胫骨开放性骨折具备急诊手术的适应证，可在急诊手术时施行内固定，也可在急诊手术时仅行外固定，日后再更换为内固定，即分阶段手术。这种方法的灵活应用取决于患者的全身状态情况、局部骨与软组织损伤程度、内固定物的准备及医护人员的医疗水平。

　　开放性骨折应在黄金时间（通常受伤后6小时）内进行清洗、消毒和清创，这是不言而喻的。也要考虑骨折部位和程度、软组织损伤的程度、医疗单位的软件（医疗团队的医师、麻醉师及手术室人员）和硬件（手术室运转情况、将要使用的内固定物的准备情况）等，以此决定治疗方案。但不管确立何种治疗策略，最重要的还是术者的情况。

高阶　　　　　　　　即时内固定法

　　如具备如下几项指标，即可在开放性伤口处置后立即行内固定术：

（1）骨干部骨折。

（2）软组织损伤程度轻的Gustilo分类Ⅰ~Ⅱ（ⅢA）型的开放性骨折。

（3）全身状态良好。

　　然而，急诊手术和长时间手术可使感染率增高。如术者及手术人员经验不足，也可选择外固定，日后经充分准备，再行内固定。

1 入路（骨折部显露）

　　首先行清洗和清创，切除表层污染的组织，如创口小，但须探查和处置深部骨折时，可延长皮切口（**图1**），进行直达深部的清洗和清创。可应用脉冲冲洗器，用5~10 L生理盐水进行冲洗。清洗和清创完成后，更换手套，撤下清创使用过的手术器具，换用新的手术器具进行内固定。

手术技巧及注意事项

· 笔者在铺无菌单时，事先铺两层无菌单，清洗和清创完成后去除一层。
· 此外，清洗和清创完成后的内固定，与闭合骨折同样在无菌手术要求下进行，这是十分重要的。

创口闭合困难!

清创后创口闭合困难的病例（Gustilo 分类Ⅰ～Ⅱ型以外时），为避免骨外露，在当时就必须判断是应施行软组织能覆盖的内固定，还是更换为外固定。如对局部皮瓣及肌瓣等软组织重建方法不熟悉，就应更改为外固定方法进行手术。

2 切开复位

受伤的当时骨折复位操作比较容易。通过牵引等手法复位失败时，可直接应用持骨钳等钳夹骨折部复位和维持复位（**图2**）。

粉碎骨折时不要拘泥于各个骨折块的完全复位，只要注意维持轴线、旋转及长度即可。

图1 皮切口

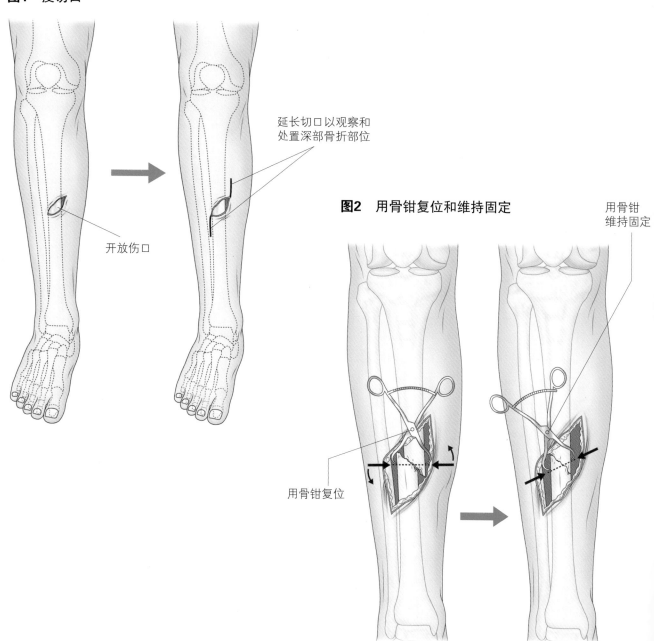

延长切口以观察和处置深部骨折部位

开放伤口

图2 用骨钳复位和维持固定

用骨钳维持固定

用骨钳复位

3 内固定

内固定方法有髓内钉法及接骨板固定法等。虽然固定方法随骨折类型而定，但尽可能选择对软组织损伤小的髓内钉法。应用髓内钉时，最重要的是置入点位置的确定，由此才能获得良好的力线。

术前必须拍摄健侧X线正侧位像，使用预定的髓内钉模板，预先确定好适当的置入点（注意一定要遵照厂家说明书操作）（**图3**）。

关于开放性骨折中的扩髓问题，有各种不同的观点，但一般来说，多主张使用较粗的髓内钉。笔者仅对髓腔极狭窄的病例进行扩髓，而对髓腔较大的病例，如不扩髓也能插入者，就选择应用尽可能粗的髓内钉。

在近端及远端打入2枚以上的锁定螺钉，如有可能，可选择不同方向打入。缝合伤口，手术结束。

> **手术技巧及注意事项**
>
> · 急诊手术因存在准备不足、时间有限、医护人员配合不娴熟等情况，有时可出现各种各样的问题，令术者为难。在有限的时间内，稳妥地做好术前计划，按部就班，做好精准的手术，这是最重要的。

图3 置入点及髓内钉与髓腔的适配性

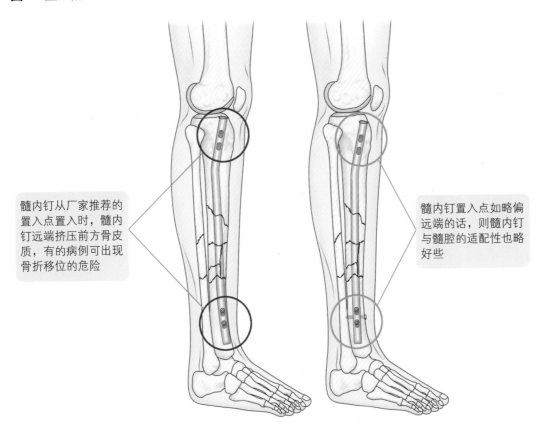

髓内钉从厂家推荐的置入点置入时，髓内钉远端挤压前方骨皮质，有的病例可出现骨折移位的危险

髓内钉置入点如略偏远端的话，则髓内钉与髓腔的适配性也略好些

Gustilo分类Ⅲ型及各种原因造成一期内固定困难的情况

在确立最终目标及制订好治疗计划后，早期治疗是重要的。边规划好骨折的最终固定法，边以保护软组织为目标迅速确实开始治疗[1]。

1 入路（骨折部显露）

与一期固定法一样，首先应行清洗和清创，直到深部都要充分地清洗及清创。可使用脉冲冲洗器，用大量的生理盐水（10 L以上）进行清洗。对无血运的组织及污染严重的组织进行清创切除这当然是必需的，但在皮肤撕脱伤等初期治疗时，有时对软组织损伤的评价与判断是很困难的（**图4**）。

笔者在初期治疗中，有时对皮肤是否坏死判断有困难时，为避免勉强的皮肤闭合，可开放伤口，应用伤口覆盖物（人工真皮等）覆盖，或行负压闭合疗法（nagative pressure wound therapy，NPWT)（**图5**）。这种情况必须在二期（2~3日）时追加清创，然后尽可能早期行复合游离组织移植，或用局部皮瓣、肌瓣等覆盖创面及植皮。

清创完成后更换手套，撤下清创使用过的手术器具，然后进行外固定。

图4 早期治疗时评价困难的软组织损伤

a.软组织碾挫伤（79岁，男性）

b.皮肤撕脱伤（52岁，女性）

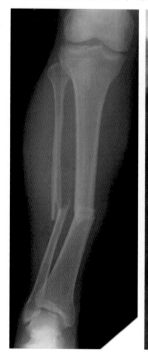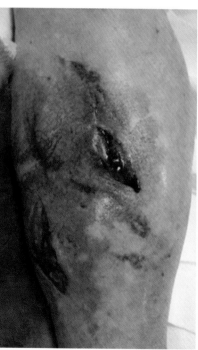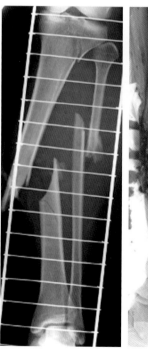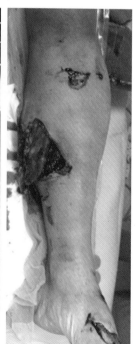

图5　皮肤缺损部的覆盖

a.人工真皮覆盖法

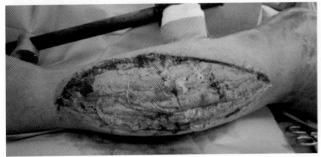

b.负压闭合疗法（NPWT）

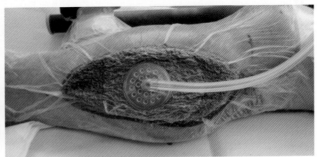

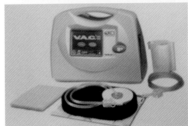

负压吸引装置
型号：V.A.C.ATS®(KCI)

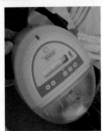

负压吸引装置
型号：RENASYS®
(Smith & Nephew)

图6　早期治疗时应用的局部皮瓣

a.预后良好的病例
　（41岁，男性）

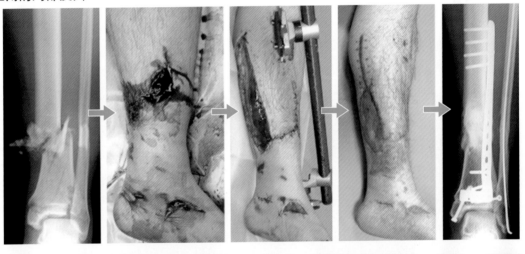

b.预后不良的病例：
　皮瓣坏死
　（52岁，女性）

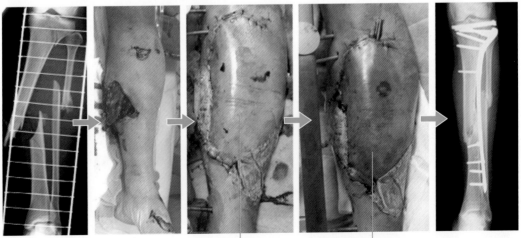

受伤当日施行的前
侧局部皮瓣（旋转
皮瓣）移植

因皮瓣坏死而行比目鱼肌肌皮瓣和皮
肤移植。问题在于选择了前侧的血运
差的皮肤作为皮瓣移植

- 关于预防感染，早期治疗是最重要的，要有经验丰富的术者参与。不要怕费时间和精力，二期或三期时的反复清洗、清创都很重要，而且要尽可能早期行软组织覆盖（植皮术或皮瓣移植术）。
- 受伤时，软组织损伤的程度很难评价。根据组织损伤程度与术者的经验与技术，可行皮肤减张或一期局部皮瓣和肌瓣的移植。然而在软组织损伤程度尚不清楚的早期，因其判断困难，手术有风险，故仅适于经验丰富的术者操作（**图 6**）。

2 切开复位

受伤后当时骨折复位是较容易的。粉碎骨折时不要拘泥于各个骨折块的完全复位，时刻注意维持力线、矫正旋转及保持长度即可。处理时注意不要单纯为了复位而加重软组织损伤。

◆ 应用外固定的复位法（外固定技术）[2]（**图7**）

3 固定（外固定）（**图8**）

外固定的目的是使骨折部稳定。这时的外固定属于临时固定，为此，选择外固定时推荐应用损伤小、操作简单及安装快的器械，如组合式、单支柱型的外固定架。有3个连接杆的组合型外固定架，穿针前无须骨折复位，对穿针的位置也几乎没有限制，非常简便，因此对早期治疗极为有效。

图7 外固定技术

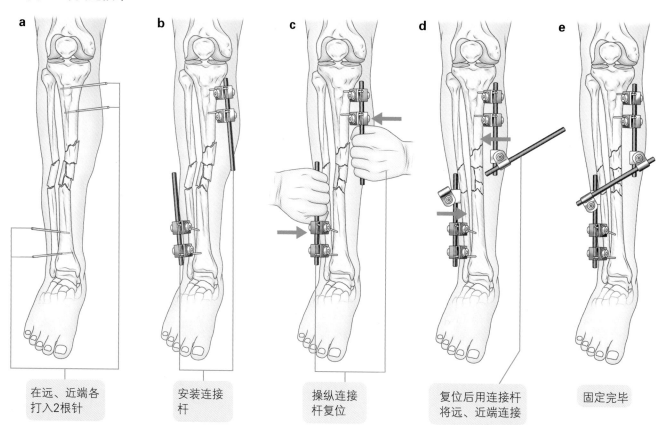

a	b	c	d	e
在远、近端各打入2根针	安装连接杆	操纵连接杆复位	复位后用连接杆将远、近端连接	固定完毕

图8 各种类型的外固定器

a.早期治疗常使用的外固定器

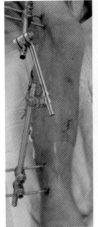
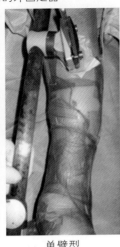
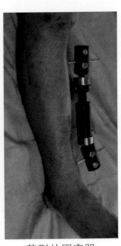

b.早期治疗难以应用的外固定器

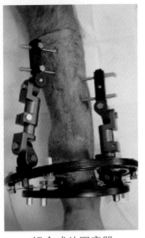
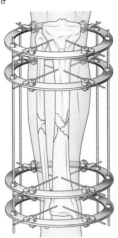

组合型   单臂型   整形外固定器   组合式外固定器   环式外固定器

图9 由外固定转换为髓内钉内固定时的固定针置入位置

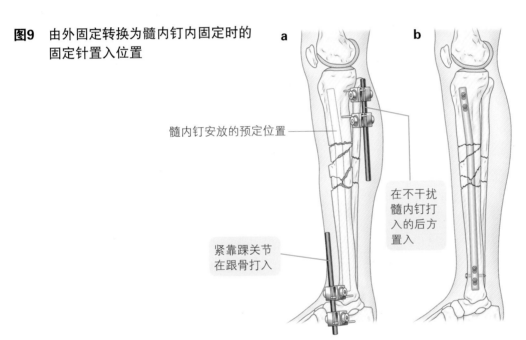

髓内钉安放的预定位置

在不干扰髓内钉打入的后方置入

紧靠踝关节在跟骨打入

　　早期治疗时的外固定作用是：①获得骨折的临时性稳定；②维持长度和力线；③防止周围软组织进一步损伤，促进修复；④为二期手术赢得充分准备的时间等。不必要获得太坚强的固定。

　　关节部位骨折时，外固定可起到桥接关节的作用。

手术技巧及注意事项

- 因外固定针置入部感染，其后有时不得不变更治疗方法。
- 由外固定转为髓内钉内固定时，有增加深部感染率的风险。但多数论文报道，在短时间（10日至2周）内转换为髓内钉，感染率没有出现上升。
- 然而，在预期等待二期手术时间较长的情况时，笔者常将近侧固定针置入位置设计在不干扰髓内钉打入的后方，而将远侧固定针位置设计在紧贴踝关节或跟骨上（**图9**）。虽然稳定性可下降些，但不会出现大的问题。
- 即便其后接骨板固定，外固定针置入部也要设计在不影响二期手术的部位。

·急诊手术的三项禁忌证：①勉强的皮肤及软组织缝合（坏死范围扩大的危险性增高，使感染风险上升）；②勉强的内固定；③手术未考虑到全身状态（手术时间长，出血多），手术超出术者的技术水平。

◆ 早期治疗后的基本要点

早期治疗后的目标主要是改善全身状况，同时注意加强局部软组织管理，这是很重要的。有时还要做二期或三期手术，必要时要追加清创术。病房条件不理想、无菌操作困难，易致感染风险增高（最应该避免在ICU进行清创），笔者的清创操作基本上在手术室进行。

良好的软组织修复重建不仅对预防感染有效，而且对骨愈合也非常有益，应尽早施行。为此，应熟练掌握各种软组织修复重建方法，同时与皮瓣外科医生加强合作，这些都直接与后期治疗疗效有关。

◆ 骨折的最终固定

通过确认有无感染征象，来确定是行二期内固定，还是变更或继续外固定治疗。内固定有髓内钉或接骨板内固定术等方法。严重软组织损伤及骨缺损的病例，应研究变更环式或组合式外固定继续治疗。

更换成内固定的理想时间是受伤后10日至2周内，但也要考虑到全身及局部两方面情况。如患者存在外伤的部位和程度、基础疾病、年龄等多方面因素。重度的胫骨近端及远端骨折尤其要充分考虑局部的状态。

临床上有时可按初期预定计划施行内固定，也有时根据软组织情况不得不更改内固定方法。一般来讲，第一选择是在骨干部应用髓内钉内固定，关节部应用接骨板内固定。应用接骨板内固定时，应用微创方法（MIPO法）可减少软组织损伤（**图10**）。

图10 用微创方法治疗的胫骨开放性骨折

a.单纯X线片
（62岁，男性）

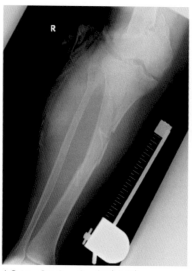 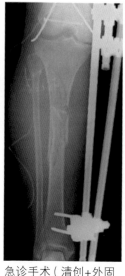 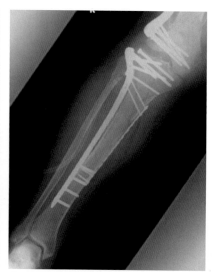

AO41–C2 Gustilo分型Ⅰ型　　　急诊手术（清创+外固定）　　　伤后第10天行微创接骨板内固定

图10　用微创方法治疗的胫骨开放性骨折（续）

b.微创方法的步骤

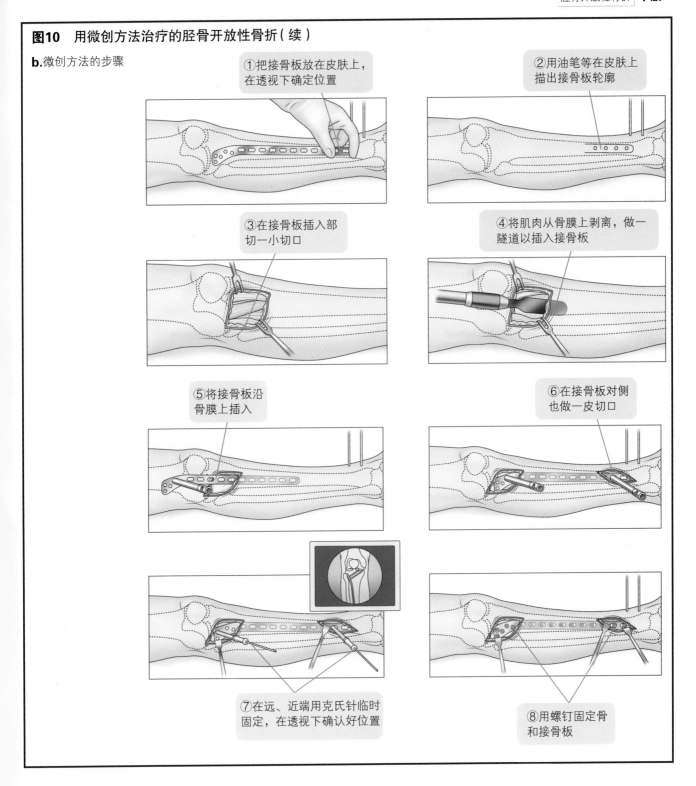

①把接骨板放在皮肤上，在透视下确定位置

②用油笔等在皮肤上描出接骨板轮廓

③在接骨板插入部切一小切口

④将肌肉从骨膜上剥离，做一隧道以插入接骨板

⑤将接骨板沿骨膜上插入

⑥在接骨板对侧也做一皮切口

⑦在远、近端用克氏针临时固定，在透视下确认好位置

⑧用螺钉固定骨和接骨板

●文献

[1]長野博志.四肢多発外傷に伴う下腿開放骨折のダメージコントロールオルソペディックス(DCO)//OS NOW Instruction:ダメージコントロール整形外科四肢多発外傷への対処法. 東京：メジカルビュー社, 2013：88-101.

[2]HONTZSCH D, BAVONRATANAVECH S. External fixator//Ruedi T P, Bucklet R E, Moran C G. AO Principle of Fracture Management. 2nd ed.Switzerland: AO Publishing, 2007：301-319.

下肢

Pilon骨折

佐贺县医疗中心好生馆骨科部长、创伤中心主任　**前　隆男**

特征

Pilon骨折是胫骨远端含有关节面的骨折，多产生于轴向外力。根据外力大小和方向不同，骨折形态从单纯到复杂有多种多样，因此，骨折固定方法及手术入路也各不相同。此外，因合并的软组织损伤程度重，影响骨折的预后，所以临床上多采用包括外固定在内的分期手术治疗。

治疗原则

腓骨重建、胫骨关节面重建与维持、骨移植、人工骨填充及支撑接骨板固定是治疗的主要内容[1]，其中最重要的是恢复腓骨长度、调整旋转与力线。这些结构损伤后可残留踝关节的不稳定，造成日后的早期关节炎变化产生。

分期手术

为减少局部损伤，早期治疗可行外固定。Pilon骨折时，即使无明显骨质疏松症，如遭到强大外力，受伤时软组织也会受到严重的损伤。这一部位本来就血运匮乏，受到严重损伤后[2]，早期手术就有可能带来感染、假关节等并发症，使其预后不佳（**图1**）[3, 4]。

图1　通过外固定行局部损伤控制

根据内固定术入路部的软组织损伤程度，来决定外固定针的穿入部位。需要牵引来恢复肢体的长度，为获得冠状面的力线，有时也可应用带贯通针的双侧型外固定器。

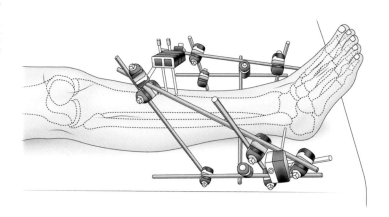

外固定是术前复位操作的重要一环，基本上靠牵引术来恢复力线。

偶尔对腓骨可先用内固定恢复解剖学结构，但有时会对胫骨复位造成阻碍，所以对腓骨的固定，建议先用克氏针等进行临时的固定。

笔者医院多将克氏针的穿入安放在跟骨及距骨上，根据开放性骨折及软组织状态灵活处理。

＊注意：软组织的恢复是很重要的。因损伤程度多种多样，等待手术时间以皱褶出现和水疱消失等局部所见作为指标。

基　础　前内侧入路（有内翻应力及内侧粉碎骨折时）

该入路为关节面复位的最常用入路，可适用于前方、内侧及中央部的关节面骨折。然而胫骨内侧多伴有严重的软组织损伤，因此，该入路常须等待软组织损伤修复后才能应用。要等待皮肤皱褶的出现和水疱的再上皮化后手术，术中也要仔细保护皮肤，精细操作。

＊适应证：内翻畸形的骨折。根据此型骨折的受伤机制，内侧关节面到骨干骺端部有轴性压缩粉碎骨折，暴力向外侧传导后就可出现单纯性腓骨骨折（**图2**）。

关节面的粉碎骨折大部分发生在中央部或内侧，应用前内侧入路可在直视下行关节面复位，并可在内侧行接骨板固定以防止内翻移位。此外，对前外侧的骨折块也可追加小切口予以复位固定。需要腓骨切开固定时，切口之间最少要间隔7 cm[5]。

图2　适合前内侧入路的骨折形态

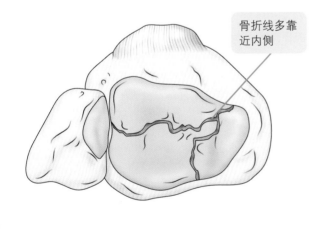

骨折线多靠近内侧

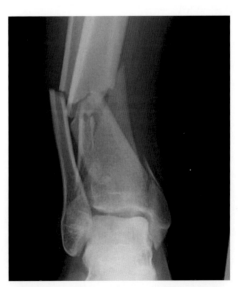

单纯X线片：内翻移位骨折，腓骨单纯性骨折。

1 入路

◆ 皮切口

切口从踝关节近侧起，在胫骨棘内侧1横指向远端，从踝关节水平沿胫骨前肌到达舟骨（**图3**）。

◆ 深部（骨折部）显露

深部显露时，由于从胫骨前肌与拇长伸肌间进入有血管损伤的风险，因此可在胫骨前肌内侧进入（**图4**）。关节面的切开应在两大骨块间进行。因考虑到骨折块的血运，前侧关节囊横切开应尽量避免，或仅做最小切开。

2 切开复位

重建从最大且移位最小的骨折块复位开始。将骨折块与近端骨干部骨折复位，外翻应力造成的骨折对关节面多有挤压，故对软骨块的评价非常重要。对内侧挤压到关节内的骨折块，可用骨凿等将连带的松质骨一并撬拨复位，用克氏针临时固定（**图5**）。

＊注意点：牵引器对于关节面的观察与力线的矫正都是非常有效的工具（**图6**），它可恢复长度、矫正旋转，特别是可直接作用于胫骨，进行有效的复位操作。

图3 前内侧入路的皮切口

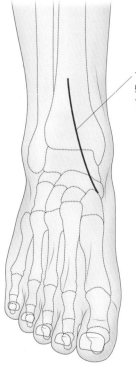

切口从踝关节近侧
5~7 cm起，沿胫骨
前肌到达舟骨

图4 深部（骨折部）显露

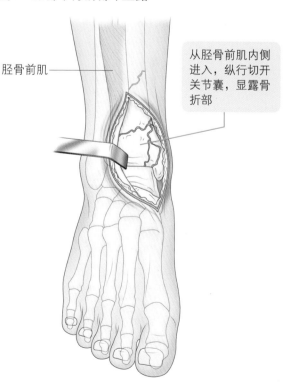

胫骨前肌

从胫骨前肌内侧
进入，纵行切开
关节囊，显露骨
折部

图5 切开复位

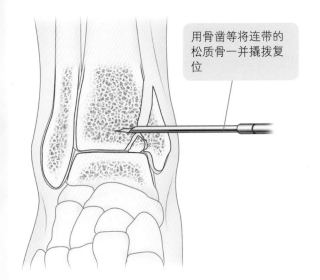

用骨凿等将连带的松质骨一并撬拨复位

图6 牵引器（股骨用）

该牵引器本来开发用于股骨，但用于胫骨也非常有效，可矫正长度、旋转及力线。

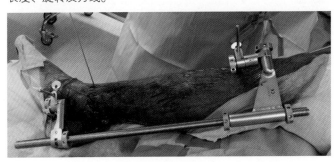

图7 接骨板内固定

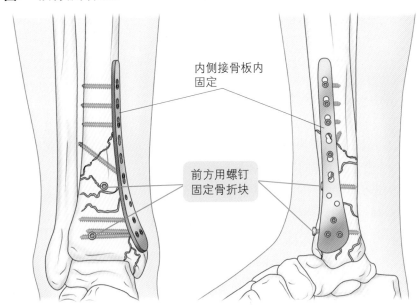

内侧接骨板内固定

前方用螺钉固定骨折块

3 内固定

复位后于内侧行接骨板内固定。大的骨折块要固定牢靠防止移位（**图7**）。粉碎骨折或骨质疏松时，内固定器材以锁定接骨板为佳。

然而，在应用锁定接骨板时，由于接骨板本身的厚度，多可产生皮肤紧张问题。此外，为起到上述的支持作用，也可应用1/3管状接骨板。

＊注意点：复位标准为关节面1 mm以内台阶、2 mm的间隙、力线内外翻5°以内、屈曲伸展10°以内。

前外侧入路（外翻应力致外侧粉碎骨折时）

多数情况下，因踝关节外侧软组织血运丰富，导致的损伤程度常常较轻，骨折部及内植物可充分被软组织覆盖，而且腓骨也可同期固定。但必须要注意足背动脉和腓浅神经的损伤。

＊适应证：外翻移位型骨折是其适应证。受外侧、前外侧轴性挤压暴力后的粉碎骨折，前外侧骨折块小且骨折线靠近外侧；同时，腓骨也多受压造成粉碎。此外，该入路也可用于开放外伤和挫灭伤，以及前内侧入路不能应用的病例（**图8**）。

1 入路

◆ 皮切口

沿胫骨棘外侧3 cm纵行切口，切口通过踝关节中央，远端直达并平行于第4跖骨（**图9**）。

切开前侧筋膜室的筋膜，将该部位的肌肉及腓浅神经牵向内侧（**图10**）。

在趾总伸肌与腓骨间显露，切开骨间膜，从胫腓前韧带起显露前方关节囊，在骨折部切开关节囊。

2 切开复位

因腓骨多为粉碎骨折，复位固定时恢复力线和长度有时很困难，因此，也有先行固定胫骨的情况。首先，将胫腓前韧带作为铰链，外旋前外侧骨折块后观察关节面。其次，用克氏针插入后外侧骨折块矫正背屈移位，然后临时固定（**图11**）。此外，将挤压的部分骨折块用骨凿等连同软骨下骨一起撬拨复位。

复位后，再行内侧骨折块复位，与后外侧骨折块一同固定。最后，将前外侧骨折块用骨把持钳等控制后，以内侧骨折块及胫骨部分为基准复位固定。

图8 适合前外侧入路的骨折形态

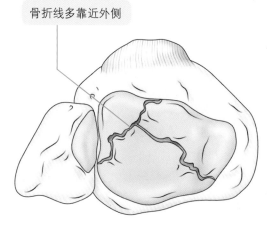

骨折线多靠近外侧

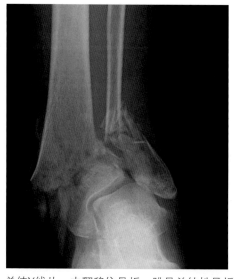

单纯X线片：内翻移位骨折，腓骨单纯性骨折。

图9 前外侧入路的皮切口

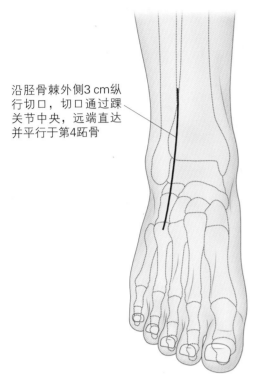

沿胫骨棘外侧3 cm纵行切口，切口通过踝关节中央，远端直达并平行于第4跖骨

图10 显露前方关节囊

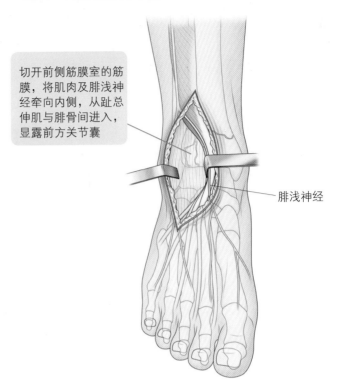

切开前侧筋膜室的筋膜，将肌肉及腓浅神经牵向内侧，从趾总伸肌与腓骨间进入，显露前方关节囊

腓浅神经

图11 切开复位

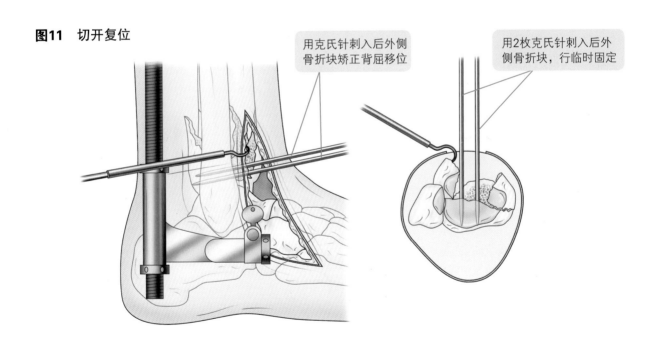

用克氏针刺入后外侧骨折块矫正背屈移位

用2枚克氏针刺入后外侧骨折块，行临时固定

3 内固定

用直径2.7 mm的拉力螺钉固定前外侧骨折块，以不干扰后续的接骨板固定为原则（**图12**）。应用带固定角度的接骨板以提供外侧支撑功能是适当的，但有时也有不需要接骨板固定或骨移植的情况。

前外侧的L形接骨板是该入路的最理想内植物（**图13**）。该接骨板设置在前侧筋膜室肌群之下，应注意血管神经损伤。此外，如内侧有支撑的需要时，可用小切口行接骨板固定。

手术技巧及注意事项

· 前外侧接骨板要从前外侧筋膜室下进入，从近侧端直视下操作是安全的。
· 有时接骨板与胫骨形状的适合性不好，需要对接骨板进行扭转塑形调整。

图12 固定前外侧骨折块

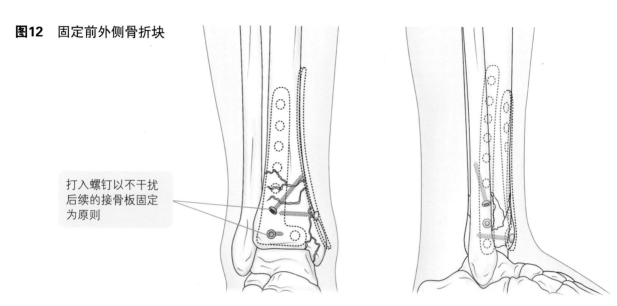

打入螺钉以不干扰
后续的接骨板固定
为原则

＊点状虚线显示的是预设接骨板的位置。

图13 L形接骨板内固定

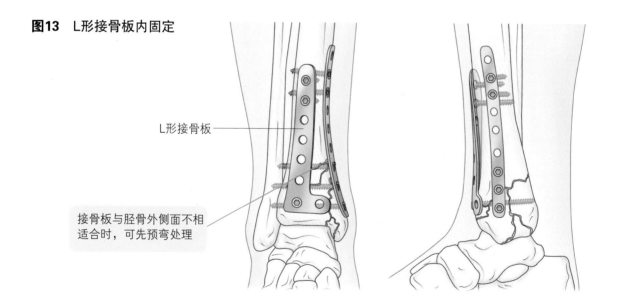

L形接骨板

接骨板与胫骨外侧面不相
适合时，可先预弯处理

●文献

[1]RÜEDI T P, ALLGÖWER M. Fractures of the lower end of the tibia into the ankle joint. Injury, 1969, 1: 92-99.

[2]MACNAB I, et al. The role of periosteal blood supply in the healing of fractures of the tibia. Clin Orthop, 1974, 375: 27-33.

[3]POLLAK A N, et al. Outcomes after treatment of high-energy tibial plafond fractures. J Bone Joint Surg, 2003, 85: 1893-1900.

[4]MARSH J L, et al. Tibial plafond fractures. How do these ankles function over time. J Bone Joint Surg, 2003, 85: 287-295.

[5]BORRELLI J Jr, et al. Open reduction and fixation of pilon fractures. J Orthop Trauma, 1999, 13: 573-582.

下肢

踝关节骨折脱位

三草会教会医院骨科部长 **山崎修司**

基 础　　　　　　　　　　**典型的双踝骨折**

1 入路

◆ 外踝

从外侧纵行皮切口进入，腓肠神经走行偏后方，外侧没有特别需探查或保护的组织，只要避免不必要的皮下组织剥离，注意保护软组织即可。皮切口的远端要适当超过外踝以远水平，近端的切口根据内固定方法，必要时可向近端延长。确定骨折部位后予以复位，必要时纵行切开骨膜，游离骨折端（**图1**）。注意在下胫腓关节水平处，骨膜与下胫腓前、后韧带联合成一体，剥离并非易事，可用尖刃刀或电刀审慎剥离。

◆ 内踝

沿内踝前缘纵行切口，从该切口可在前内侧观察踝关节有无软骨损伤或复位后的关节面情况（**图2**）。与外踝同样，要避免进行过度的皮下组织剥离。同样，皮切口的远端要超越内踝以远水平，近端切口根据需要可随时向近端延长。内踝复位相对比外踝容易，尽量减少骨折部周围的骨膜剥离。尽量减少关节囊切开，关节内有软骨碎块或血肿时要彻底清洗和清除。

2 切开复位

◆ 外踝

对这类骨折应先行外踝复位。受伤机制如为内翻应力，则外踝远端附近多为横骨折[1]。将远端骨折块向近端挤压较容易复位。但是多数情况下，受伤时也有旋转应力参与，应力向包括下胫腓关节在内的腓骨近端释放后形成不稳定的斜形骨折[1]。此时，远端骨折块因周围软组织紧张而向近侧移位，因此复位时首先应将远端骨折块向下牵引，重建腓骨长度，然后对合骨折面进行复位（**图3**）。如受伤时间久，已有瘢痕形成时，远端骨折块向下牵引困难，可剥离两骨块骨膜以增加活动度。

骨折复位后直到内固定结束，一直要用复位钳把持，或用克氏针临时固定维持复位。

图1　外踝骨折部显露

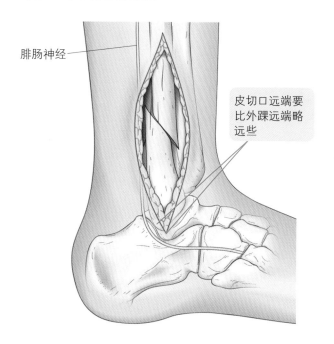

腓肠神经

皮切口远端要比外踝远端略远些

图2　内踝骨折部显露（从踝关节前内侧）

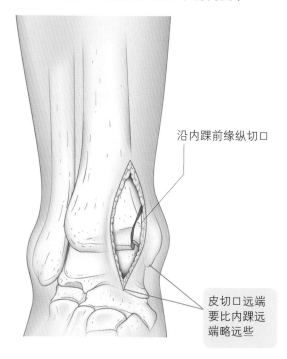

沿内踝前缘纵切口

皮切口远端要比内踝远端略远些

图3　外踝骨折复位

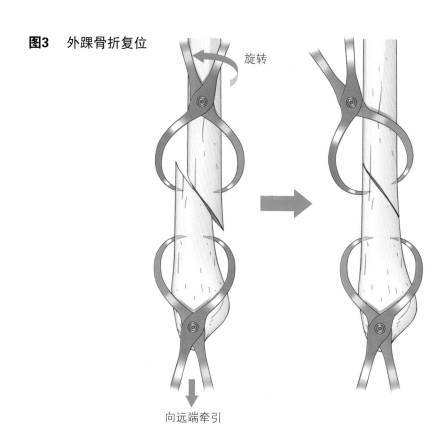

旋转

向远端牵引

手术技巧及注意事项

· 远侧骨折块向下复位不足时易残留踝关节不稳定，引发创伤性关节炎。因此，确实重建腓骨长度非常重要[2]。粉碎骨折常常难以解剖复位，特别是容易出现腓骨的短缩，可在术中拍摄健侧踝关节，参照对侧踝尖端高度，以其作为患肢远侧腓骨向下牵引的标准。

◆ 内踝

从内踝外表面不能看见骨折内侧出现的台阶，可在关节囊上切一小切口对关节内进行观察，要确认软骨面没有台阶[3]。复位后用骨钳子把持骨断端，或用克氏针临时固定维持复位。

3 内固定

◆ 外踝

骨折块较小时，可用2枚克氏针从外踝远端向近侧打入。近端骨块制作骨孔后穿入钢丝，套过远端克氏针，行"8"字加压固定，即所谓的张力带钢丝固定（**图4a**）。

骨折块较大时几乎都是斜骨折，可用1~2枚拉力螺钉垂直骨折线局部固定。一期手术治疗时，可应用1/3管状接骨板固定或其他腓骨用接骨板固定（**图4b**）。

> **手术技巧及注意事项**
>
> ・接骨板固定时，外踝部软组织较薄，为减少术后金属刺激症状的主诉，可对接骨板折弯塑形以适合腓骨远端的形状。此外，为使接骨板远端的螺钉不突出到关节内，应使用长度不超过对侧皮质的松质骨螺钉。

◆ 内踝

从远端向近侧打入空心螺钉加压固定。如担心1枚螺钉固定后骨块会有旋转时，可追加1枚克氏针或螺钉控制旋转，使骨折固定更确切（**图5**）。

图4 外踝骨折内固定

a.张力带钢丝内固定

b.接骨板螺钉内固定

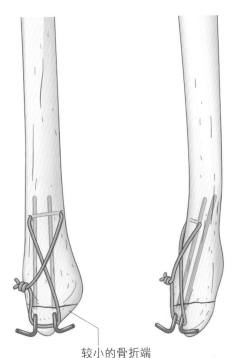

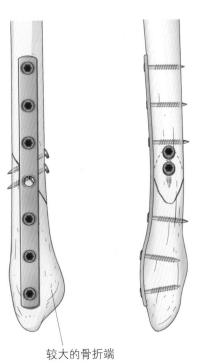

较小的骨折端

较大的骨折端

· 为使螺钉不突出到踝关节内，术中可通过 X 线确认空心螺丝钉的导针位置，合适后再行螺丝钉固定。

难点

注意三角韧带断裂的情况！

即使无内踝骨折，内侧损伤时也可能有三角韧带断裂发生。外踝复位固定完毕后，如触诊踝关节有外翻不稳定，X 线透视时见距骨体部内壁与内踝关节面距离加大，不匹配，这时就需要修复三角韧带。

内侧显露后可行韧带缝合，但大多情况下，内踝韧带附着点有撕脱骨折损伤，可应用带锚钉的韧带进行内踝缝合（**图 6**）。

图5 内踝骨折内固定

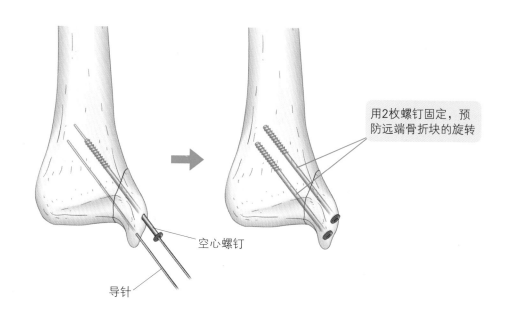

用2枚螺钉固定，预防远端骨折块的旋转

空心螺钉

导针

图6 修复三角韧带

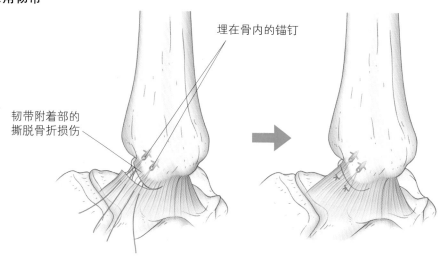

埋在骨内的锚钉

韧带附着部的
撕脱骨折损伤

高 阶

后踝骨折

1 入路

后踝骨折如果累及后方关节面的骨折块超过25%时，就有行接骨术的手术指征。几乎所有后踝骨折都伴随有下胫腓后韧带牵拉而产生的外踝撕脱骨折[1]。外踝正确复位内固定后，后踝骨折多数可自动获得复位。不管何种理由，如手法复位不充分，可从内踝后方加一纵切口，从踝管进入，将屈肌腱群和血管神经束向前方牵引并保护，从内踝后方到达后踝内面（**图7**）。

2 切开复位

外踝复位固定后，再用X线透视观察侧位像，如骨折部仍有明显的台阶或间隙就应再行复位。

首先，用空心螺钉的导针2枚，从后方经皮插入，贯穿跟腱后直接打入后踝骨折块后方的骨皮质，然后把持导针作为杠杆，撬拨骨折块进行复位。待X线透视下确认复位后，将导针向前打入远端胫骨予以固定（**图8**）。

如因受伤时间长等情况，复位出现不良时，也可应用前述的后内侧入路，在直视下剥离骨折部周围的骨膜进行复位，从前方或后方经皮打入空心螺钉的导针进行临时固定。

3 内固定

利用复位时打入的导针进行空心螺钉固定。由于松质骨螺钉对骨折部有加压作用，因此，螺钉打入方向从前方或后方都可以。

图7 从后内侧显露后踝

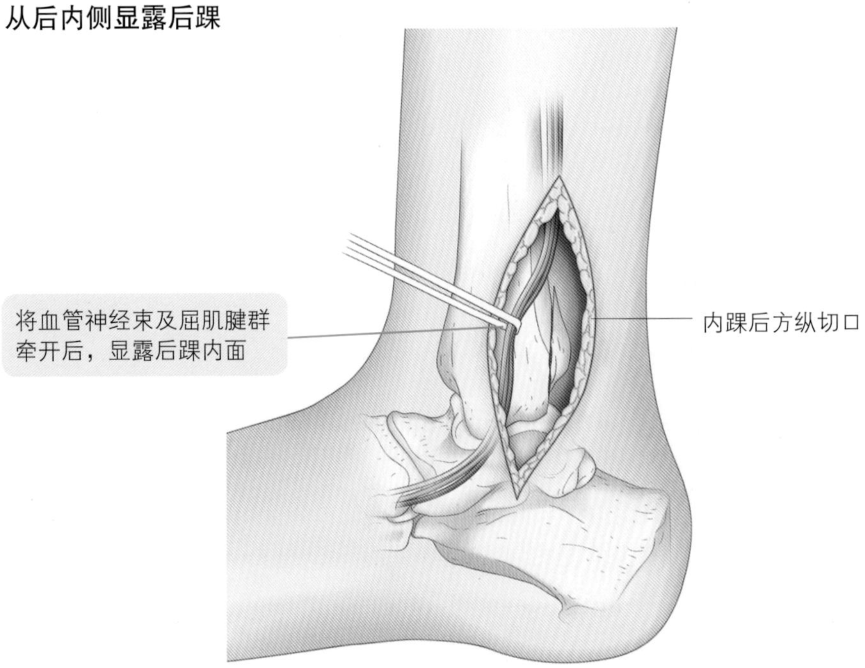

将血管神经束及屈肌腱群牵开后，显露后踝内面

内踝后方纵切口

图8　后踝骨折复位及固定

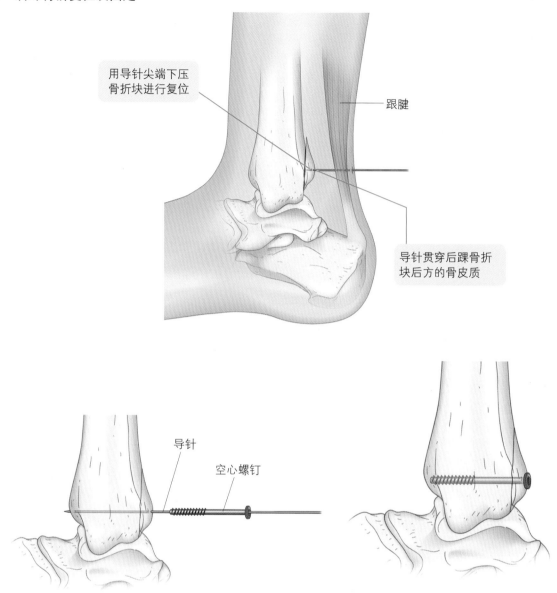

用导针尖端下压
骨折块进行复位

跟腱

导针贯穿后踝骨折
块后方的骨皮质

导针

空心螺钉

　　手术技巧及注意事项

· 从后方经皮打入导针或拧入螺钉时，因内侧有血管神经束，外侧有腓肠神经
　走行，故在正后方纵行小切口贯穿跟腱打入是安全的（**图8**）。

　　难点

　　后踝骨折有时尽管没有下胫腓后韧带牵拉造成撕脱骨折，但偶尔也会有下
胫腓前韧带牵拉造成的胫骨远端前外侧的撕脱骨折，以及下胫腓前、后韧带实
质部断裂引起的下胫腓分离。因此，术前充分的CT分析研究是重要的。前者
可行骨折块螺钉固定（**图9a**）或锚钉韧带缝合固定（**图9b**）。后者可通过螺
钉进行8~12周的短期下胫腓间固定（**图10**）。

图9 胫骨远端下胫腓前韧带附着部撕脱骨折的固定

a.螺钉固定　　　　　　　　　　**b.**锚钉韧带缝合固定

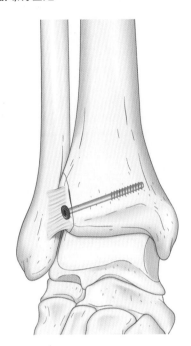 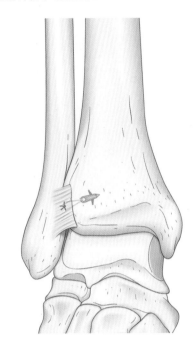

图10 下胫腓分离行螺钉短期下胫腓间固定

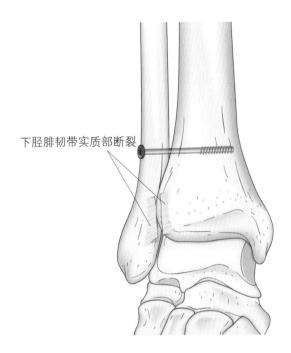

下胫腓韧带实质部断裂

●文献

[1]BUCHOLZ R W, HECKMAN J D, COURT-BROUN C M. Ankle Fractures//Rockwood & Green's Fractures in Adults. 6th ed. Philadelphia：Lippincott Williams & Wilkins, 2006：2155-2165.

[2]BUCHOLZ R W, HECKMAN J D, COURT-BROUN C M. Ankle Fractures//Rockwood & Green's Fractures in Adults. 6th ed. Philadelphia：Lippincott Williams & Wilkins, 2006：2181-2184.

[3]BUCHOLZ R W, HECKMAN J D, COURT-BROUN C M. Ankle Fractures//Rockwood & Green's Fractures in Adults.6th ed. Philadelphia：Lippincott Williams & Wilkins, 2006：2184-2188.

下肢

跟骨骨折

医真会八尾综合医院骨科部长　**伊东胜也**

奈良县立医科大学骨科教授　**田中康仁**

　　跟骨关节内骨折易残留疼痛，其主要原因是跟距后关节复位不良引起的关节炎、外侧壁残存膨隆引起的腓骨肌腱鞘炎、足纵弓消失引起的疲劳和胼胝体的形成，以及长期不负重行走造成的难治性骨萎缩等。正确的解剖复位和早期活动度训练及负重训练是很重要的。只有根据各个病例残留疼痛的不同原因，来选择不同的复位及内固定方法，才能期待良好的远期效果。

基 础　　手法复位及经皮复位术

1 手法复位术（大本法）

　　利用跟腓韧带紧张来复位骨折块。俯卧位，助手保持大腿部固定，术者用双手掌从内、外侧把持跟骨，边内翻、外翻踝关节边压迫并向上牵引[1]（**图1**）。

图1　手法复位术（大本法）

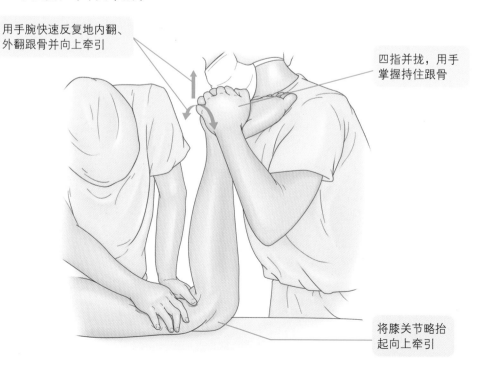

用手腕快速反复地内翻、外翻跟骨并向上牵引

四指并拢，用手掌握持住跟骨

将膝关节略抬起向上牵引

骨折块过大、嵌插严重或预计无韧带附着的骨折块不是本法的适应证，但在经皮复位及切开复位前应用本法也有一定价值。能复位成功者最好在受伤当时至数日内进行。受伤早期如能应用本法，即使复位不完全，也能减轻肿胀、水疱形成等皮肤并发症。

2 经皮复位术

Essex-Lopresti分类[2]的舌状型、Sanders分类[3]的Ⅱ型是良好的适应证。单纯X线及CT分类广泛应用于这两种分型的跟骨骨折治疗上，术前要详细了解并认真评价（**图2**，**图3**）。Westhues法是另一种经皮复位固定方法，复位操作方法都是相同的，切开复位时也可并用，是重要的和基本的手术技术。

图2 Essex-Lopresti分类

Ⅰ距骨下关节外骨折
　a.跟骨粗隆骨折（鸭嘴型等）
　b.骨折线波及跟骺关节
Ⅱ距骨下关节内骨折
　a. 无移位
　b. 舌状型
　c. 塌陷型
　d. 载距突单纯骨折
　e. 粉碎型

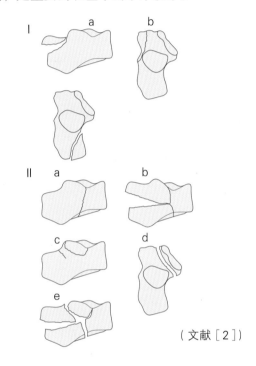

（文献［2］）

图3 Sanders分类

Ⅰ型：与骨折线无关、无移位的骨折
Ⅱ型：有1条骨折线
Ⅲ型：有2条骨折线
Ⅳ型：有3条骨折线

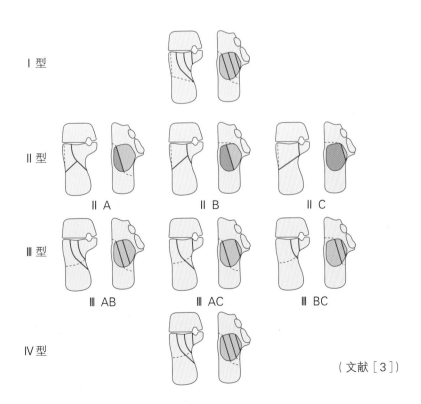

（文献［3］）

体位为患肢在上的侧卧位，在影像学透视下，用直径3 mm的斯氏针从跟骨粗隆后方刺入，直达后距跟关节为止（**图4a**）。然后用该钢针撬拨，将移位骨块复位（**图4b**），最后用压迫器复位外侧壁的膨隆部（**图4c**）。

图4　经皮复位术

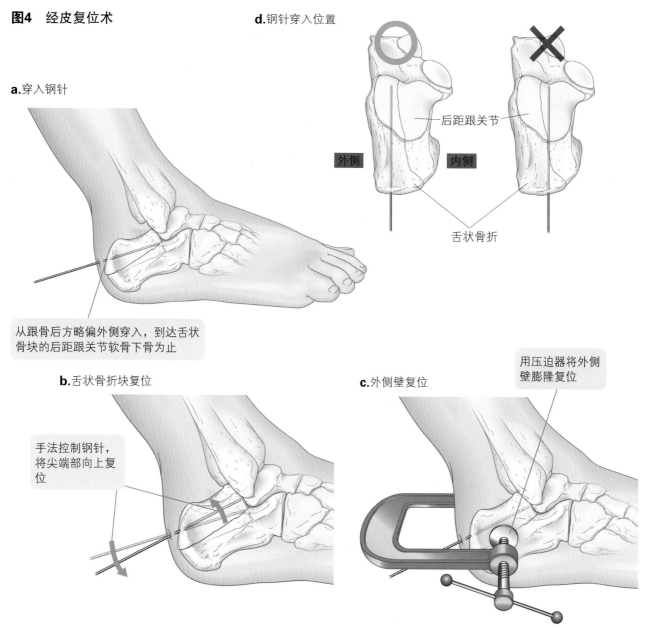

d.钢针穿入位置

后距跟关节

外侧　　　内侧

舌状骨折

a.穿入钢针

从跟骨后方略偏外侧穿入，到达舌状骨块的后距跟关节软骨下骨为止

b.舌状骨折块复位

手法控制钢针，将尖端部向上复位

c.外侧壁复位

用压迫器将外侧壁膨隆复位

图5 固定

a.Westhues法　　　　　　　　　　　　　　　　　　　　**b.**北田法

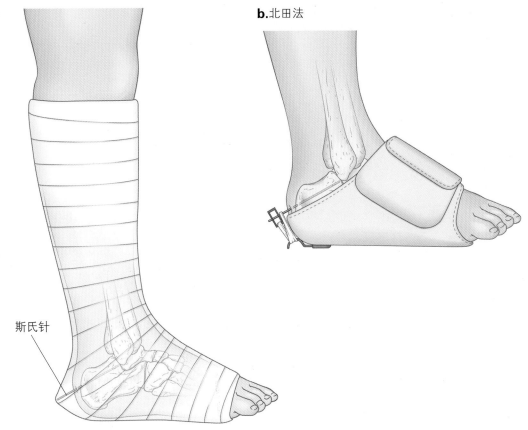

斯氏针

3 钢针固定或小切口固定

　　Westhues法将钢针包裹在石膏内来保持复位状态（**图5a**）。也有将钢针刺入距骨的方法，但应用该法患者不能进行早期活动度训练，故笔者不用这种方法。

　　也有一种北田法，该法使用带有螺旋装置的克氏针，将其与足底支具的挂钩用弹性胶带连接起来维持复位，应用此法患者可进行活动度训练和步行[4]（**图5b**）。

　　有的方法骨圆针仅用于复位，维持复位是通过小切口进行螺钉固定来实现的。

高阶 　　　　外侧入路复位锁定螺钉固定

　　适应证为Essex-Lopresti分类的塌陷型、高度移位的舌状型及粉碎型、Sanders分类的Ⅱ、Ⅲ、Ⅳ型骨折。特别是粉碎型，以往复位及内固定困难，疗效往往不佳。但近年来随着锁定接骨板的应用，内固定的疗效明显提高[5]。

1 入路

　　笔者常应用L形扩大皮切口（**图6**）。这个切口的优点是不易损伤腓肠神经及腓骨肌腱，可以放心显露。同时，该切口可观察包括距下关节在内的跟骨的整体情况，了解骨折的形态，复位及固定操作都较为方便。缺点是创伤略大，创口有时会出现迁延愈合的情况。

图6 L形扩大皮切口

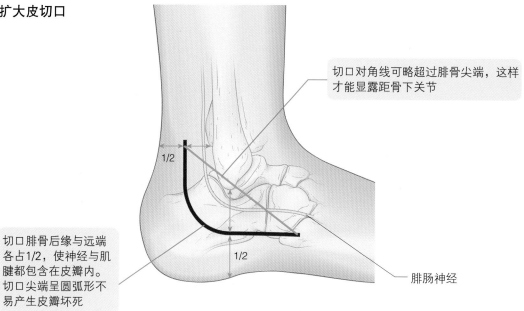

切口对角线可略超过腓骨尖端，这样才能显露距骨下关节

切口腓骨后缘与远端各占1/2，使神经与肌腱都包含在皮瓣内。切口尖端呈圆弧形不易产生皮瓣坏死

腓肠神经

图7 显露后距跟关节

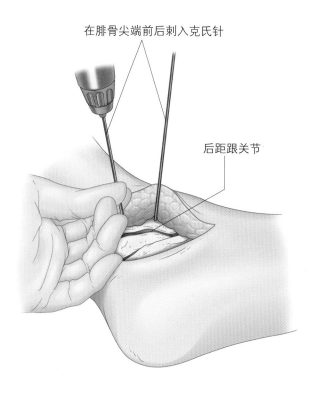

在腓骨尖端前后刺入克氏针

后距跟关节

皮肤切开后，从皮下到骨膜一刀切开，不予剥离皮下对创口愈合有利。跟骨侧骨膜尽量保留，薄弱的外侧壁如无碎裂也尽量保留。

向近端游离，直达后距跟关节。跟腓韧带如残存尽量保留，但复位困难时也可一次性切开。

> **手术技巧及注意事项**
>
> · 显露中可看到腓骨短肌腱，在其附近就是腓骨长肌腱，腱鞘与跟骨外侧壁连于一体，很难分辨，故应仔细从外侧壁游离，注意不要损伤腱鞘。
> · 如到达后距跟关节，可在腓骨尖端前后向距骨各刺入一枚克氏针，创口开大后即可获得良好的视野（**图7**）。

2 切开复位

　　用骨膜剥离子等将塌陷进跟骨外侧壁内侧的后距跟关节的外侧部撬起，同时把关节面以外的跟骨本身向下挤压复位（**图8a**）。如为舌状型骨折，可应用Westhues法的手术技术进行复位，效果也很好。距骨关节面塑型复位，也可在直视下复位内外侧关节面。

　　Sanders分类Ⅲ型以上者，从内侧起顺次复位，用直径1.2 mm的克氏针从外侧向内侧打入，临时固定关节面骨折块。待确认跟骨完全复位及Böhler角已恢复后，从后方打入直径1.5 mm的克氏针，贯通后距跟关节面一并临时固定（**图8b**）。

　　跟骨外侧壁可用手指压迫复位，如移位明显且较硬难以复位时，可用打压器将侧壁压平使其充分复位（**图8c**）。原则上不用骨移植，但在骨缺损严重时也可应用人工骨移植，效果良好。

图8　复位及固定

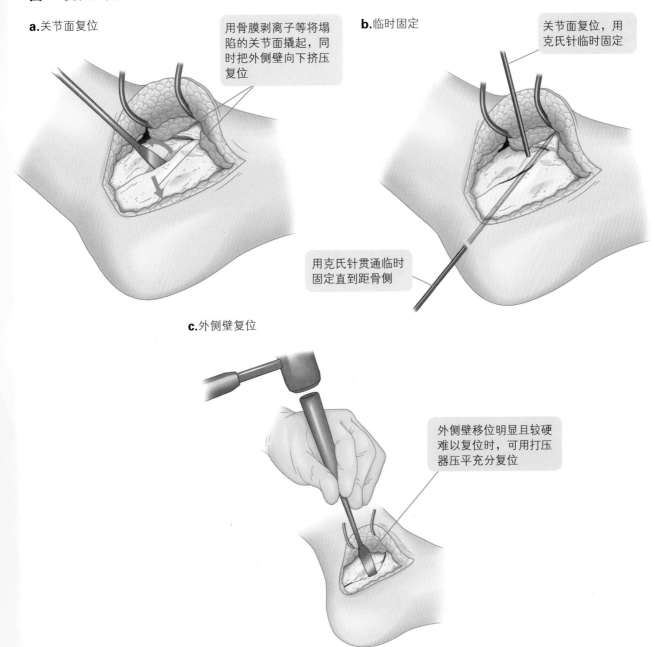

a. 关节面复位

用骨膜剥离子等将塌陷的关节面撬起，同时把外侧壁向下挤压复位

b. 临时固定

关节面复位，用克氏针临时固定

用克氏针贯通临时固定直到距骨侧

c. 外侧壁复位

外侧壁移位明显且较硬难以复位时，可用打压器压平充分复位

图9 内翻并下牵复位

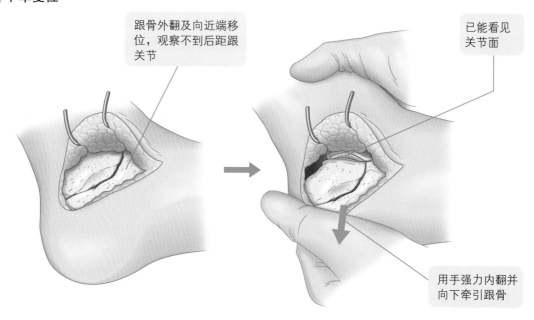

跟骨外翻及向近端移位，观察不到后距跟关节

已能看见关节面

用手强力内翻并向下牵引跟骨

图10 锁定接骨板内固定

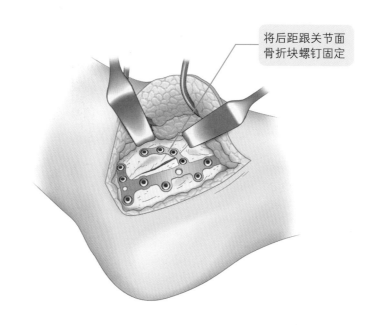

将后距跟关节面骨折块螺钉固定

难点

嵌入塌陷明显，看不到关节面骨折块!
跟骨外翻及向近端移位严重，复位困难!

这时可将跟骨体部及跟骨粗隆强力内翻并向下牵引，使跟骨整体复位到原来位置。这样就可牵出点间隙，由此可看到里面关节面的骨折块，然后进行骨折复位（**图9**）。

3 内固定

应用锁定螺钉可行坚强内固定。后距跟关节面骨折块的固定非常重要。要选择在同一部位是应用多个螺钉，还是选择相对适合的接骨板（**图10**）。要注意起支撑关节面作用的螺钉要打到对侧的载距突的骨质上，这样才能牢固固定。如固定不稳固时，可另外追加螺钉固定（**图11**）。

图11 术后X线片
追加一枚螺钉。

a.单纯X线侧位像

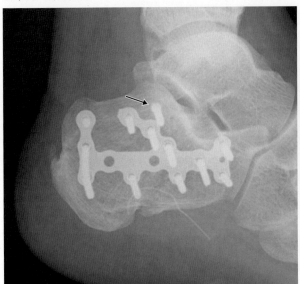

b.单纯X线轴位像

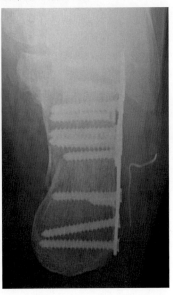

●文献
[1]大本秀行. 踵骨関節内転位骨折に対する徒手整復法. 整・災外, 2012, 55：837-845.
[2]ESSEX-LOPRESTI P. The mechanism, reduction technique, and results in fractures of the os calcis. Br J Surg, 1963, 30：67-75.
[3]SANDERS R. Intra-articular fractures of the calcaneus, present state of the art. J Orthop Trauma, 1992, 6：252-265.
[4]北田　力. 踵骨骨折の病態と治療. 北整・外傷研誌, 2011, 27：108-119.
[5]伊東勝也. 卒後研修講座　足の外科-最近のトピックス. 整形外科, 2012, 63(1)：67-73.

脊柱・骨盆

颈椎中下段骨折脱位

筑波大学医学医疗系骨科教授 **山崎正志**

颈椎椎弓根螺钉固定是将螺钉置入椎弓根皮质骨内，抗拔伸强度高，可用最小限度的固定范围获得脊柱的坚强固定，适用于脱位复位、后弯矫正及颈椎力线矫正等手术[1-3]。然而，螺钉置入时可伴有血管神经系统的并发症，特别是在C3~C6的高位，椎动脉损伤的风险很大，置入的难度较高。

基础　椎弓根螺钉置入的手术技术

1 术前计划

◆ 椎弓根形态的评价

在CT的三维重建（MPR）图像上沿椎弓根纵轴做出标记（**图1**），描出椎弓根最粗的区域很重要。在此图像上对椎弓根的粗细及螺钉置入角度做出评价（**图2**）[4]。椎弓根的粗细如在3.5 mm以下，就不能置入椎弓根螺钉；椎弓根内有骨硬化，椎弓根螺钉的置入也有困难。

◆ 确定椎弓根螺钉置入点

应用CT或CT造影（CTA）的三维图像进行评价和规划。通常在椎间关节外侧切迹以内4 mm为置入点（**图3**）[1, 4]。

2 手术技术

◆ 体位

颈椎骨折脱位变换体位时有脊髓损伤发生或恶化的风险。为此，应先在仰卧位安装头环背心（Halo-vest）制动后，再慎重地转为俯卧位。用专用的连接装置固定Halo-vest支具后，再转用Mayfield头架固定头部（**图5**）。然后卸下Halo-vest支具的背侧部分开始手术。

对不全瘫的脊柱不稳定的病例，为观察体位变换时脊髓损伤的变化，最好在体位变换前就开始进行脊髓监测评价。

图1 正中矢状面重建图像

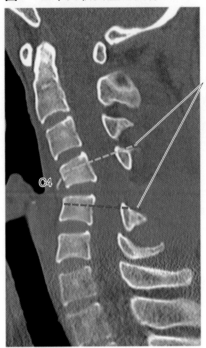

沿椎弓根轴的
CT是必须有的

CT三维重建时，
必须显示出椎弓
根最粗的区域，
这是非常重要的

图2 椎弓根形态评价

C4及C5椎弓根粗细在3.5 mm以上（红、蓝箭头所指），
椎弓根内没有骨硬化，在置入角度45°时，椎弓根螺钉的
置入是可能的。

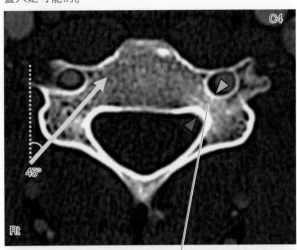

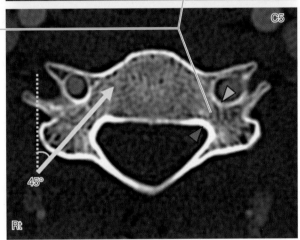

图3 确定椎弓根螺钉置入点

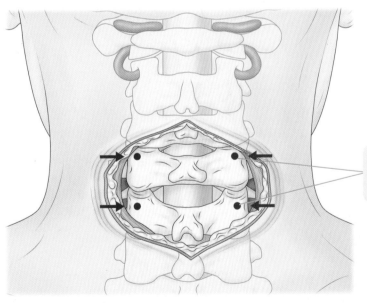

椎间关节外侧切迹（箭
头所指）以内4 mm为
置入点

正确的侧位透视方法

· 为使中下段颈椎拍好侧位图像，应在头侧安置 C 臂 X 线机。在左右椎间关节处放置骨膜剥离子，两尖端保持一致，由此就可获得正确的侧面像。在调整时一定固定好 C 臂 X 线机，以手术台为中心进行旋转水平矫正，这是关键的一点。要使 C 臂 X 线机严格保持水平位。如有带角度的水准仪可增加精确度。

· 获得正确的侧位透视像后，就可使椎弓根明确描出[1]。

◆ 显露与椎弓根螺钉置入孔的操作

后正中切口入路，逐层显露直到椎弓外侧。确定椎间关节外侧切迹，在其内侧 4 mm 为置入点。用高速磨钻钻一小口，然后制作出椎弓根螺钉的置入孔（**图4**）。

◆ 透视下显示出椎弓根轴位像

在椎间关节外侧切迹处做好标记，以此作为椎弓根螺钉的置入点。通过透视可确认椎弓根轴状位的正中位置（**图5-1**），然后开始椎弓根螺钉置入操作。假若透视见偏离正中，可对置入位置进行微调整。

即使C臂X线机倾斜45°，也常常不能正确显示椎弓根轴位像。这可能是因为透视方向与椎弓根轴位像并不一致。不断地调整C臂X线机的矢状位方向，就可能最终正确地显示出椎弓根的轴位像（**图5**）。

选择适当的手术床

· 有些手术床不适于显示椎弓根轴位像，应予注意。有些手术床的金属部分与椎弓根轴位像重叠，应避免使用这样构造的手术床。

· 有时尽管手术床很适当，但患者颈部较短，Mayfield 头架的部件与椎弓根轴位像重叠。这时，笔者做法是，将患者身体向手术床头侧尽量伸出固定，这样就可使椎弓根轴位像显示变得较为容易（**图 5**）。

图4 显露脱位部与制作椎弓根螺钉置入孔

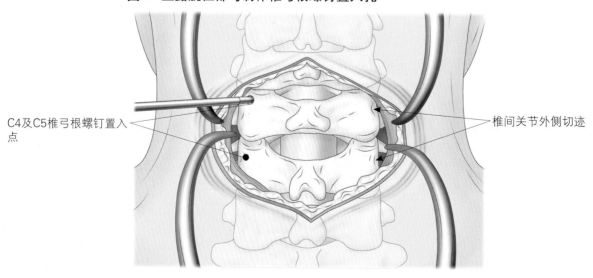

C4及C5椎弓根螺钉置入点

椎间关节外侧切迹

图5 透视下显示出椎弓根轴位像

C臂X线机倾斜45°

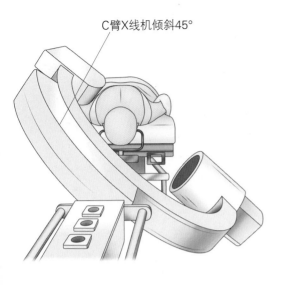

C臂X线机倾斜45°，并且不断地调整C臂X线机的矢状位方向，就能正确显示出椎弓根轴位像

将患者身体向手术床头侧尽量伸出固定，这样就可使椎弓根轴位像显示变得较为容易

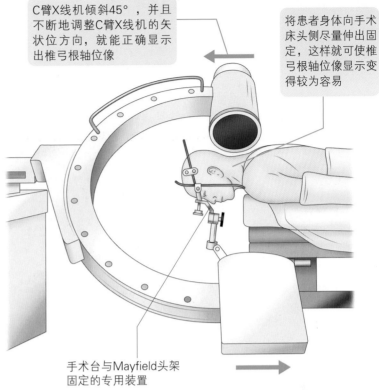

手术台与Mayfield头架固定的专用装置

图5-1 确认椎弓根螺钉孔的位置

在椎间关节外侧切迹处做好标记，在透视下确认椎弓根螺钉置入孔位于椎弓根轴状位的正中位置。

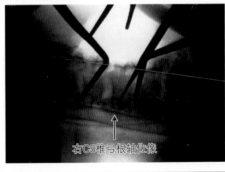

右C5椎弓根轴位像

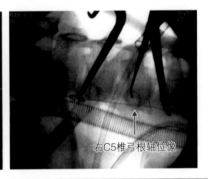

右C5椎弓根轴位像

◆ 探针及螺钉置入

在置入孔插入探针，应用带水准仪的角度计，将探针准确地向外侧偏斜45°进入（**图6**）。然后一边在侧方透视观察，一边调整探针的方向，使其与椎弓根一致，并缓慢插入探针（**图6**）。这时插入探针的椎体如有旋转，探针插入的角度就会改变。可嘱助手牢固把持棘突，防止椎体旋转，小心操作。

难点

探针进入受阻！

有时椎弓根髓腔内存在骨硬化，探针插入受阻。这时不能强力插入探针。可使用手动钻切除髓腔内硬化部分，通过触感仔细插入探针。

插入探针后，用探测器触知插入孔的四壁，确认椎弓根没有穿破。螺帽处扩大后置入螺钉。

图6 外侧附加皮切口行探针及椎弓根螺钉置入

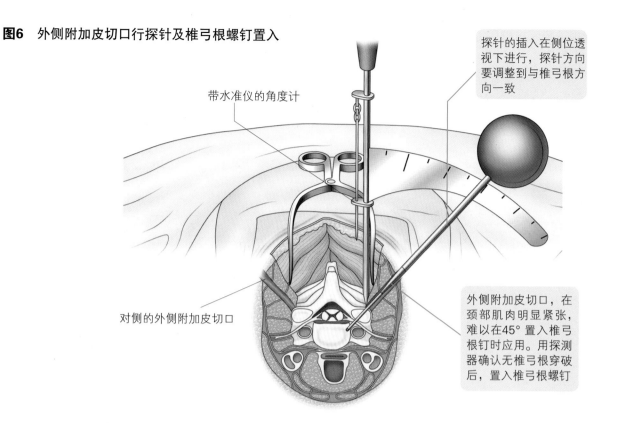

带水准仪的角度计

探针的插入在侧位透视下进行，探针方向要调整到与椎弓根方向一致

对侧的外侧附加皮切口

外侧附加皮切口，在颈部肌肉明显紧张，难以在45°置入椎弓根钉时应用。用探测器确认无椎弓根穿破后，置入椎弓根螺钉

手术技巧及注意事项

外侧附加皮切口的有效性

· 单纯后正中切口颈部肌肉抵抗应力大，正确地向外侧偏斜45°置入椎弓根钉常常是很困难的。这个问题可通过外侧附加皮切口而得到解决。椎弓根螺钉置入方向确定后，可在最适当的位置另开皮切口（**图6**）[1]。但这种方法在螺帽拧紧时可卷进肌肉及软组织，影响手术进行。为此，可设计应用细的套管来对症解决。

减压的顺序

· 同时进行椎弓切除及成形等减压手术时，首先应完成椎弓根螺钉置入孔的制作，其次再行减压操作。如在置入孔制作前进行减压，就很难把握外侧块的正确形态，以至于很难确定正确的置入点，这点应特别注意。

◆ 复位

颈椎力线在骨折部即使显示后弯，也多须在安装头环支具状态下通过俯卧位进行一定程度的复位。在手法操作下挤压棘突，进一步调整力线（**图7**）。

◆ 非限制性的手术器械固定

使用万向椎弓根螺钉系统时，自由度较大，即使多个椎体间固定，安放固定棒也较容易。有时多棒反倒不能矫正畸形，矫正力也差。所以，当需要多椎体间固定骨折脱位时，多数单纯后路手术即可解决，但单椎体间固定时，也可考虑追加前路减压固定术（**图8**，**图8-1**）。

◆ 骨移植

椎弓及椎间关节骨皮质减压后应行骨移植。切除的棘突及椎弓等骨质可用来做移植，但多数病例需行髂骨移植。

图7 俯卧位后及复位固定后的侧位透视像

应用万向螺钉帽固定连接棒，手法控制棘突调整颈椎力线，连接椎弓根钉装置。

a.俯卧位后当时

b.复位固定后

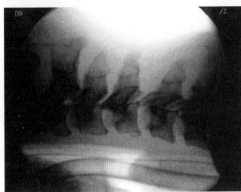
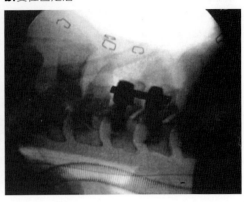

图8 连接棒及椎弓根螺钉装置安装后

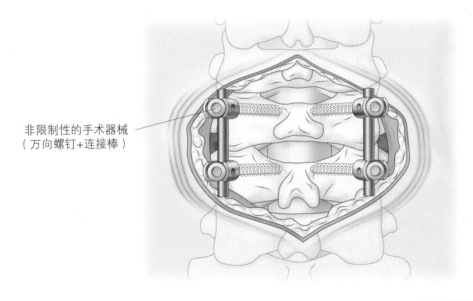

非限制性的手术器械
（万向螺钉+连接棒）

图8-1 术后图像

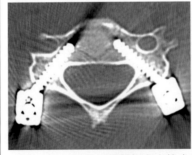
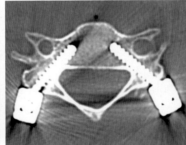
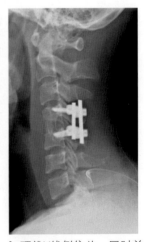

a.CT。C4、C5椎弓根螺钉完全按术前计划置入。

b.颈椎X线侧位片。同时并用了PEEK Cage进行C4-C5前路固定。

复位困难或椎动脉闭塞时的手术技术

1 术前计划

◆ 复位困难的骨折脱位的评价

单侧关节面交锁的病例常常复位困难。用高速磨钻将阻碍复位的上关节突的头侧磨削一些，即可获得复位。下关节突跃到上关节突之上即所谓的关节突交锁的陈旧病例，复位更为困难（**图10**）[2, 3]。这时可将下关节突尾侧与上关节突头侧磨削一些，后方松解后可使复位变容易。

◆ 椎动脉闭塞的复位

在颈椎骨折的病例中，单侧椎动脉闭塞的病例也不少见[2]。椎动脉闭塞行椎弓根钉固定，术前应行MR造影（MRA）检查。另外，通过术前CTA的三维重建（**图9**）可详细评价椎动脉走行情况。

图9 椎动脉闭塞的评价

a.MRA   **b.**CTA

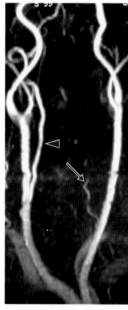
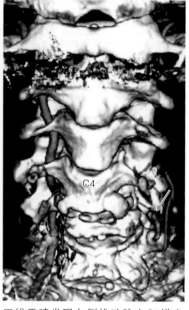

右侧椎动脉直到头侧都能确认（粗箭头），而左侧椎动脉中断（细箭头）。

三维重建发现左侧椎动脉在C5横突孔处（箭头）闭塞。

图10 术前模拟实验

C4、C5左侧置入的椎弓根螺钉

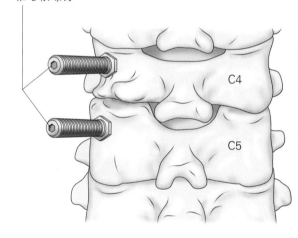
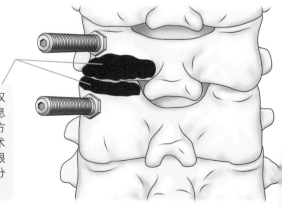

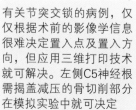

有关节突交锁的病例，仅仅根据术前的影像学信息很难决定置入点及置入方向，但应用三维打印技术就可解决。左侧C5神经根需揭盖减压的骨切削部分在模拟实验中就可决定

手术技巧及注意事项

单侧椎动脉闭塞病例的手术计划

· 椎动脉残存的一侧通常不置入椎弓根螺钉。因为一旦椎动脉损伤，就可能引起伴随脑干缺血的重度损害。

· 有报道指出，骨折脱位复位后，一度闭塞的椎动脉有再通的可能，尽管这种可能的发生率较低。伴随血管再通、血栓剥离，小脑梗塞及脑干梗塞的危险不容忽视。因此，在复位操作前，对这些并发症发生的可能性必须预先向患者及其家属讲清楚，取得他们的理解和承诺。

◆ 椎动脉的骨外走行异常

据报道，大部分病例（93%）椎动脉从C6高位进入横突孔[5]。然而，少见的也有从C7高位进入横突孔者，另外，还有从C4或C5进入横突孔者[6]。前者C7椎弓根螺钉置入的风险较高，而后者C5、C6的椎弓根螺钉置入就较容易些。因此，椎动脉的解剖结构极大地影响着术式的选择。

手术技巧及注意事项

椎动脉走行异常的病例

· 在CT横断面上，如将包含横突孔在内的椎体做成横切面，可了解上述椎动脉的走行变异，便于行椎弓根螺钉固定。C7横突孔通常无椎动脉通过，所以多较萎缩，如C7横突孔较大时，则椎动脉从C7横突孔进入的可能性很大[5]。

· 相反，C6横突孔通常较大，如发现其较小时，则椎动脉很有可能是从C5横突孔进入的[6]。

图11 显露脱位部及制作椎弓根螺钉的置入孔

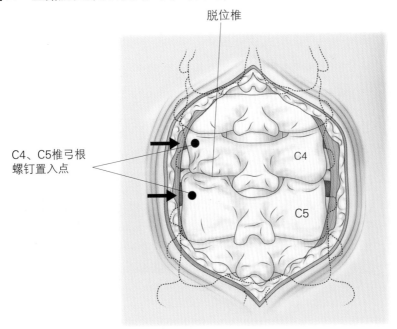

脱位椎

C4、C5椎弓根
螺钉置入点

C4

C5

◆ 应用三维打印技术进行术前手术模拟实验

在骨折脱位病例中，常常有椎间外侧关节切迹判断困难，不确定置入点的情况。这种病例可通过三维打印技术制作模型，实际置入椎弓根螺钉观察，以此可获得椎弓根螺钉置入点、置入方向等具体的影像学数据（**图10**）[2, 3, 7, 8]。

2 手术技术

◆ 显露及椎弓根螺钉置入

首先前入路游离前方结构，然后转为俯卧位，从后正中切口进入，确定左侧C4、C5椎弓根螺钉置入点（**图11**）。椎弓根螺钉置入后，对左侧C5神经根揭盖减压（**图12**，**图12-1**）。

◆ 复位固定

限制型固定器械上，固定棒安装后拧紧螺帽，可使椎弓根螺钉与固定棒形成直角。由此，固定棒合力就可矫正颈椎的力线（**图13**，**图13-1**）[2]。因固定性较强，故在陈旧性骨折脱位的复位固定时，这种方法是特别有效的。

> **手术技巧及注意事项**
>
> **限制型固定器械应用的注意事项**
> · 在多椎间固定时，安放椎弓根螺钉的固定棒，其操作是很复杂的。
> · 过度的矫正可造成椎间孔的狭窄，挤压神经根，成为术后疼痛、运动麻痹的原因。特别是脑性瘫的病例，术前就有明显的颈椎病症状者，要注意术后神经根障碍症状的发生。

图12 左侧C4、C5椎弓根螺钉置入及C5神经根揭盖减压

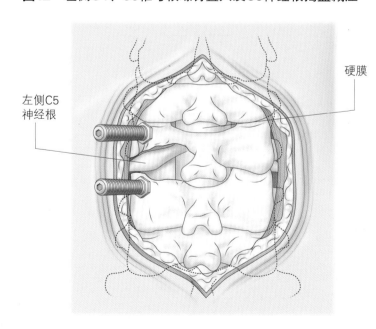

左侧C5神经根

硬膜

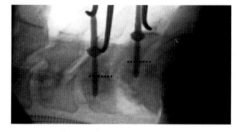

图12-1 单轴螺钉置入后的侧面透视像

图13 通过安装连接棒及拧紧螺帽复位

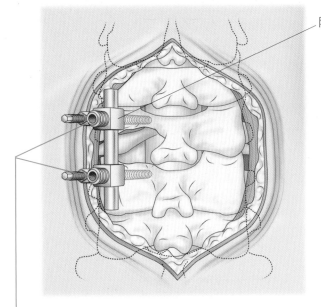

限制型手术器械

拧紧螺帽后，C4向背侧靠拢，使脱位复位

图13-1 复位固定后的侧面透视像

限制型器械在安装连接棒后，拧紧螺帽，其螺钉与连接棒就形成直角，为适合连接棒，颈椎的力线就可获得矫正。

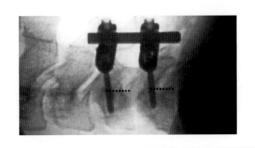

图13-2 术后颈椎的X线侧位像（左）及CT像（右）

左侧C4、C5椎弓根螺钉完全技术前计划置入。

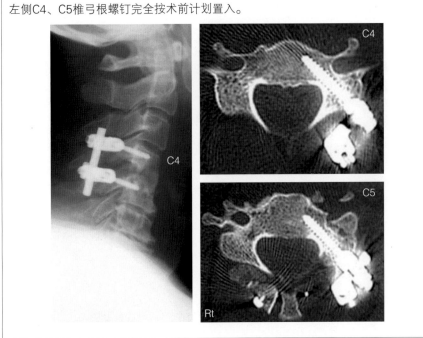

●文献

[1]山崎正志. 頚椎後方インストゥルメンテーション手術の精度・安全性向上のための最近の工夫. J Spine Res, 2010, 1: 1641-1645.

[2]YAMAZAKI M, OKAWA A, et al. Usefulness of 3-dimensional full-scale modeling for preoperative simulation of surgery in a patient with old unilateral cervical fracture-dislocation. Spine, 2007, 32: E532-E536.

[3]YAMAZAKI M, OKAWA A, et al. Surgical simulation of circumferential osteotomy and correction of cervico-thoracic kyphoscoliosis for an irreducible old C6-C7 fracture dislocation. Acta Neurochir(Wien), 2009, 151: 867-872.

[4]山崎正志: 脊椎外科医が求めるCT画像とその役割について. 日放会誌, 2011, 67: 69-75.

[5]YAMAZAKI M, OKAWA A, et al. Cervical kyphosis with myelopathy and anomalous vertebral artery entry at C7 treated with pedicle screw and rod fixation. Acta Neurochir(Wien), 2010, 152: 1263-1264.

[6]YAMAZAKI M, KOSHI T, et al. Traumatic C6-7 subluxation with anomalous course of vertebral arteries treated with pedicle screw/rod fixation. Case report. J Neurosurg Spine, 2007, 7: 65-70.

[7]山崎正志. 頚椎・胸椎手術における3次元実体模型の有用性, 術前手術シミュレーションおよび術中ナビゲーション. J MIOS, 2008, 49: 25-34.

[8]YAMAZAKI M, AKAZAWA T, et al. Usefulness of three-dimensional full-scale modeling of surgery for a giant cell tumor of the cervical spine. Spinal Cord, 2007, 45: 250-253.

脊柱·骨盆

胸腰椎骨折脱位·爆裂骨折

综合脊柱损伤中心骨科部长　**前田　健**

基　础　　　　　　　　　　**后路复位固定术**

1 入路

通常从后正中切口进入，骨膜下剥离脊旁肌。骨折脱位部残留挫灭的肌肉等软组织时，首先应从头尾侧正常部分开始剥离，直到椎弓（**图1**）。骨折脱位部位容易出血，最后再慎重行剥离显露（**图2**）。显露时注意棘上及棘间韧带损伤、椎弓骨折、黄韧带损伤及硬膜损伤等情况。移位明显时，马尾神经也有脱出者，应予注意。

2 脱位复位

伴有脱位的椎间关节交锁时，应尽可能在椎弓根螺钉置入前予以骨折脱位复位，只有在复位后，椎间才是稳定和安全的。

交锁部的椎间关节及头尾侧的棘突和椎弓要充分游离，先将头尾侧棘突间用撑开器开大间隙（**图3**），这时可观察有无黄韧带的断裂、血肿及硬膜损伤情况。解除交锁后及时用骨把持钳等将向前方脱位的头侧端棘突夹住向后牵拉复位。

手术技巧及注意事项

· 有时单纯用撑开器就可很容易复位，然而不能解除交锁状态，复位困难的情况也不少见。这时不要勉强复位，用气动钻将尾侧椎的上关节突磨削 1/3 后，就可对复位有所帮助（**图 4**）。

· 解除交锁时对上关节突的切除要适可而止，切除过多，则复位后失去稳定性，易于再脱位。这种情况必要时可将固定向头尾侧延长。

图1 伴有椎间关节交锁的 T11前脱位的显露

T11 脱位部分残留挫灭肌肉等软组织时，应从头尾侧正常部分开始剥离显露椎弓

T12上关节突

挫灭的肌肉及关节

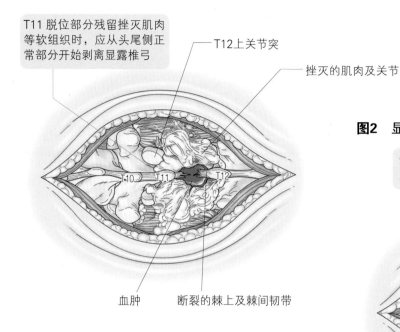

血肿　　断裂的棘上及棘间韧带

图2 显露脱位的关节部分

最后再慎重行剥离显露容易出血的骨折脱位部位

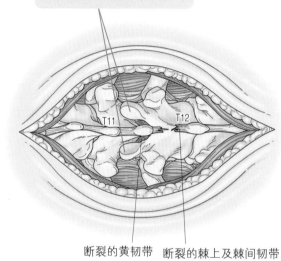

断裂的黄韧带　断裂的棘上及棘间韧带

图3 解除关节交锁

用撑开器开大间隙

向上牵引

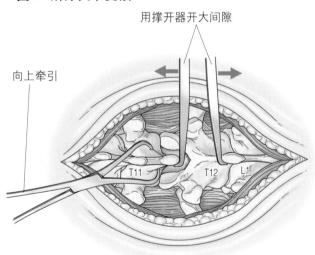

图4 不能解除关节交锁时

气动磨钻

将尾侧椎T12的上关节突尖端磨削1/3后，就容易解除关节交锁

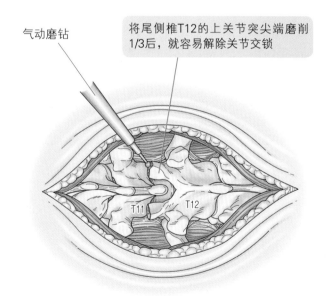

3 后路固定

　　无椎间关节骨折或仅有上关节突上端小骨折的病例，骨折复位后较为稳定，通常单一椎间内固定就已足够。一般在上、下位椎体置入椎弓根螺钉，连接固定杆，在上、下位椎弓根螺钉间加压固定（**图5**）。

　　无椎间关节交锁但伴有椎弓及椎间关节骨折的骨折脱位者，可预先置入椎弓根螺钉，安装连接杆，然后通过钉杆装置进行骨折复位（**图6**）。

　　无脱位的爆裂骨折者，在骨折的上、下位椎体置入椎弓根螺钉，固定两个椎间。通常，有大小不等的椎体后壁碎裂骨折块向椎管内突出，安装连接杆后，在上下位椎弓根螺钉间进行撑开，即通过所谓的"韧带复位"使骨折块获得复位。

　　此外，可应用局部骨或髂骨进行后路骨移植，安装横联装置。如为单纯爆裂骨折，也可不用骨移植及横联装置。

图5 内固定及骨移植

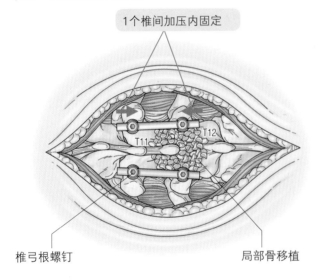

图6 椎间关节无交锁的骨折脱位的内固定

a.伴有L1爆裂骨折的T12骨折脱位

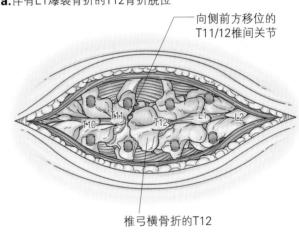

b.脱位复位

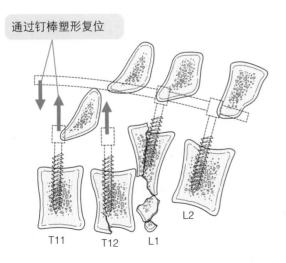

c.内固定及骨移植

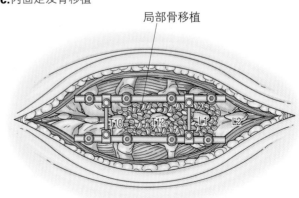

前路减压术（T12椎体爆裂骨折的胸膜外入路）

前路手术的适应证是，椎体明显粉碎骨折，需要前路支撑或椎管内有较大骨块嵌入者。

1 入路

对于胸腰移行部，为避开肝脏，尤其腰椎部要避开易损伤的下腔静脉，通常采用右侧完全卧位，从左侧进入。术者通常站在患者背侧，沿病椎上2个节段的第10肋骨斜行切开（**图7**）。

后方从肋骨角开始，前方到达肋软骨部，逐层切开向远方显露，必要时可向远端延长切口显露腰椎。如已显露出L1椎体，肋骨以远的腹部肌群基本就不需要游离。

2 显露骨折部及切除椎体

◆ 肋骨切除

在肋骨上切除背阔肌与后锯肌等，骨膜下显露出肋骨，用骨膜剥离子由后方肋骨角到前方肋软骨部全周游离出肋骨（**图8**），用肋骨剪剪断肋骨并切除。前方为肋软骨，可游离后用电刀切除。

◆ 胸膜外腔的游离

在切除后的肋骨深层残存肋骨骨膜，予以游离切开，可显露出深层的胸膜。用花生米剥离子游离远端的胸膜（**图9**），越接近椎体胸膜越厚，里面可用手指游离进入。

> **难点**
>
> ***壁层胸膜破裂！***
> 较薄的壁层胸膜游离时容易破裂。破裂口用带针的可吸收线进行缝合即可。但较大的裂口无论如何处置都会与胸腔交通，术后应留置胸腔闭式引流管。

图7 T12椎体爆裂骨折的入路 通常沿病椎上2个节段的第10肋骨做皮切口

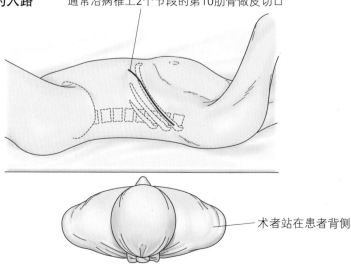

术者站在患者背侧

图8　游离肋骨

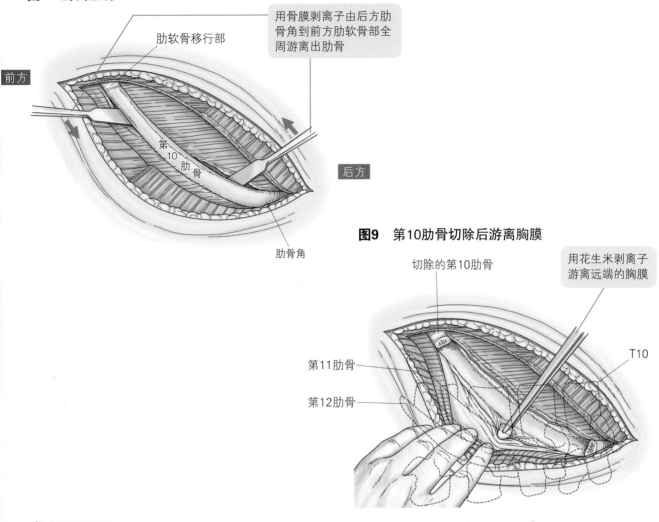

前方

肋软骨移行部

用骨膜剥离子由后方肋骨角到前方肋软骨部全周游离出肋骨

第10肋骨

后方

肋骨角

图9　第10肋骨切除后游离胸膜

切除的第10肋骨

用花生米剥离子游离远端的胸膜

第11肋骨

第12肋骨

T10

◆ **横膈的处理**

胸膜外继续显露时，横膈影响向远侧显露后腹膜，必须要处理。要切断游离两个部位，即肋软骨附着部和膈肌角。

> **手术技巧及注意事项**
>
> ·横膈隔离着胸膜外腔与腹膜后腔，从胸膜外腔继续钝性游离后，就可发现两个固定部位，即肋软骨附着部和内外侧膈肌角。

一边在切断的第10肋骨的肋软骨里面用手游离，一边将牵张的纤维组织锐性切断。切断膈肌内外侧角附着于L1部分。此处可应用开胸器。

◆ **显露椎体**

处理横膈时从远端可看到腹膜后脂肪组织，横膈处理完毕后，就可使腹膜后腔广泛展开。在L1椎体侧面可看到腰大肌的起始部。T11~L1的椎体节段血管必要时可结扎切断，不能结扎时也可烧灼切断。游离椎体前方的前纵韧带，安放牵开器（Hohmann钩等）牵开组织，后方显露椎间孔及椎弓根（**图10**）。

此时可用克氏针进行X线定位，确定椎体部位。

◆ 切除骨折椎体

T11/12和T12/L1的椎间盘尽量全部切除。为使突入椎管内的骨块顺利切除，将后纵韧带附近的椎间盘彻底刮除是非常重要的。此外，在骨折椎体切除前，最好将L1椎体的骨性终板预先清创新鲜化。

接着进行椎体切除。在切除椎体后方与椎管接触的部分时，经常出现来自硬膜外的明显出血，这时可首先切除椎体的前部。用骨凿、咬骨钳及刮匙等切除椎体前部，然后再迅速切除与椎管相连的椎体后壁骨折块。此时，第12肋骨与靠近椎弓根基部可用骨凿截骨切除。对于来自硬膜外的出血，可应用阿维坦（Avitene）止血剂或因替葛兰（Integran）止血棉填塞尽量止血。

3 前方支柱重建

◆ 切除骨折椎体

可用全皮质的髂骨和金属支架（Cage）进行重建（**图11**）。

使用Cage重建时不需髂骨取骨，可使用切除下来的椎骨及肋骨作为移植骨材料。

椎体置入椎弓根钉时，椎弓根钉的置入点和置入方向必须准确无误，这是非常重要的。椎间孔和肋骨端等可作为影像学指标，确定好椎体后缘，并且要在正侧卧位上都要确定好椎弓根钉的置入方向。

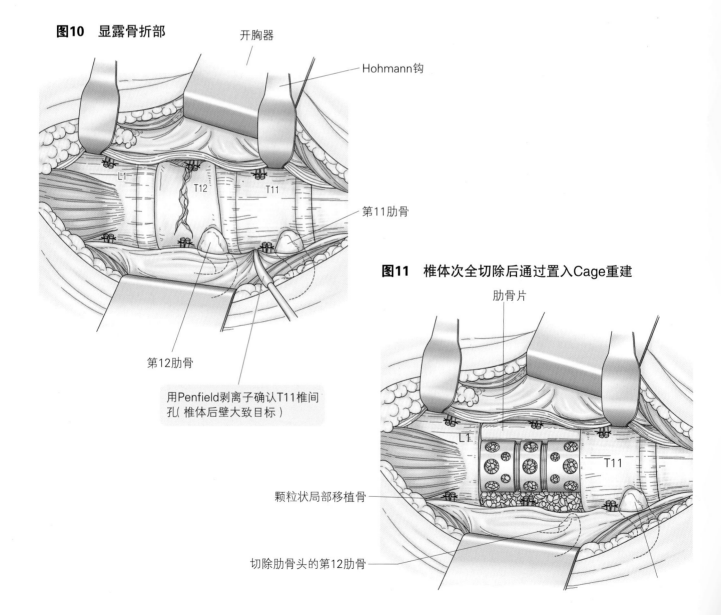

图10　显露骨折部

开胸器

Hohmann钩

L1　T12　T11

第11肋骨

第12肋骨

用Penfield剥离子确认T11椎间孔（椎体后壁大致目标）

图11　椎体次全切除后通过置入Cage重建

肋骨片

L1　T11

颗粒状局部移植骨

切除肋骨头的第12肋骨

脊柱・骨盆

骨盆骨折

福井大学医学部器官调控医学讲座骨科学讲师　**小久保安朗**
福井大学医学部器官调控医学讲座骨科学副教授　**内田研造**
福井大学医学部器官调控医学讲座骨科学教授　**马场久敏**

对于不稳定型骨盆骨折（AO分类中的B、C型），在骨盆后方的髂骨、骶髂关节脱位及骶骨骨折的固定上，有多种方法，如骶髂关节前路接骨板固定、骨盆后路（背侧）接骨板固定及骶髂螺钉固定[1~3]等。

骨盆后方的损伤包括有髂骨、骶髂关节及骶骨外侧（Denis分区Ⅰ区部分）任一损伤的病例，都可对耻骨及骶髂关节施行前路固定。本章拟就此进行阐述。

> **高阶**　　不稳定型骨盆骨折（AO分类中的B、C型）

1 入路

◆ 骶髂关节前方入路

沿髂嵴予以皮切口（**图1a**），将腹外斜肌从髂嵴外侧附着部切断，把髂肌从髂窝起始部游离出来后，就可确认髂骨翼的骨折线，进一步游离内侧后就可显露骶髂关节。骶髂关节内侧的骶骨翼，因要安放接骨板，需游离1 cm左右（**图1b**）。

> **手术技巧及注意事项**
>
> · 游离髂肌时，应从髂骨骨膜下剥离，将髂肌从髂骨骨膜下剥离后，即可明显减少出血。
> · 骶骨翼正上方有L5神经根走行（**图1b**）。显露骶骨翼时，向内侧用拉钩强力牵拉后，术后有L5神经根麻痹的可能，应予注意。
> · 在髂骨窝的骶髂关节附近，存在贯通髂腰动脉髂骨支的血管孔（**图2**）。剥离髂肌时，此血管孔可能会出血，如不处理，出血量会很大，应予骨蜡止血。

骶髂关节的前入路与后述的Pfannestiel入路一样，在显露耻骨部后进行复位操作时，显露后将含有生理盐水的带铅丝标记的纱布垫塞入髂窝内进行压迫止血。

图1 骶髂关节的前方入路

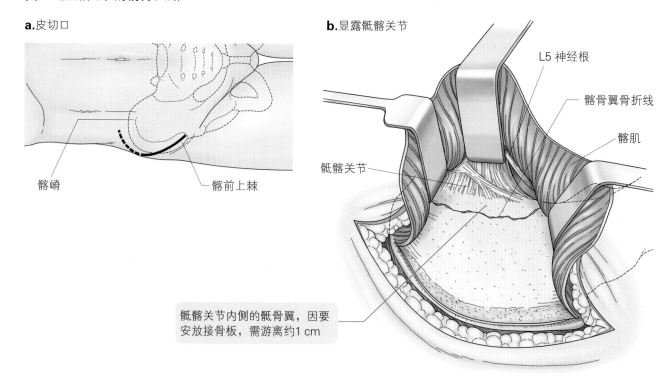

a. 皮切口

髂嵴　　　髂前上棘

b. 显露骶髂关节

L5 神经根

髂骨翼骨折线

髂肌

骶髂关节

骶髂关节内侧的骶骨翼，因要安放接骨板，需游离约1 cm

图2 骨盆前方的韧带

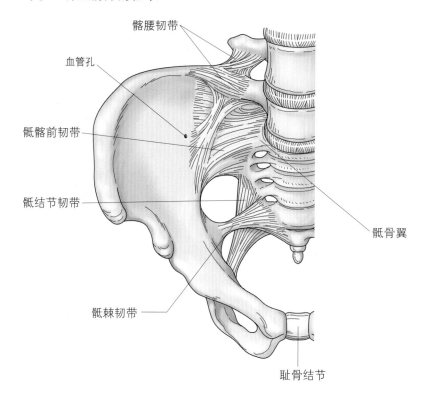

髂腰韧带

血管孔

骶髂前韧带

骶结节韧带

骶棘韧带

骶骨翼

耻骨结节

◆ Pfannestiel入路

耻骨上2 cm横行切口（**图3a**）。在腹直肌白线上小切口，插入骨膜剥离子，在其上行纵切口（**图3b**）。腹横筋膜同样纵切口，将腹直肌向左右两侧牵开，即可显露耻骨上部（**图3c**）。

· 纵行切开腹直肌时，若腹直肌鞘前层的切开线略向白线外侧偏斜，就可露出腹直肌。这是因为腹直肌下部的白线宽度较窄，与左右侧腹直肌连接较近（**图4**）。这时可将腹直肌钝性向左右牵开，显露腹横筋膜。

· 腹直肌鞘后层从弓状缘到远端已不存在，腹直肌背侧由腹横筋膜覆盖（**图4**）。

· 耻骨后方有静脉丛存在，剥离时要慎重。

图3 Pfannestiel入路

a.皮切口

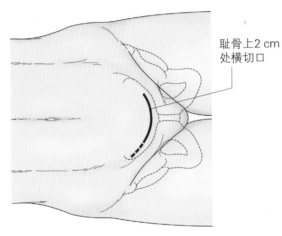

耻骨上2 cm
处横切口

b.腹直肌的纵切口

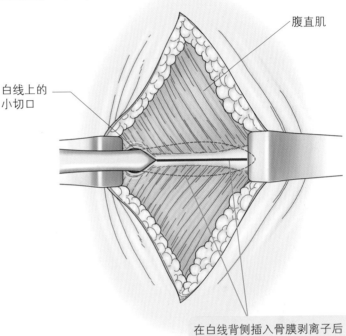

腹直肌

白线上的
小切口

在白线背侧插入骨膜剥离子后
纵行切开

c.显露耻骨联合周围

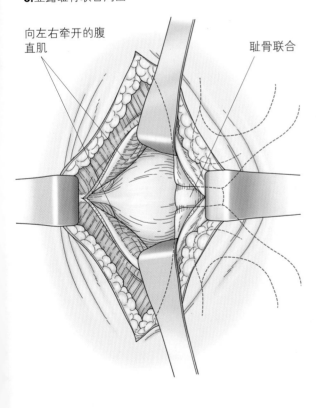

向左右牵开的腹直肌

耻骨联合

图4 前腹壁的横断图

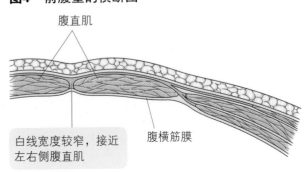

腹直肌

白线宽度较窄，接近
左右侧腹直肌

腹横筋膜

在骶髂关节前方加一切口，通过Pfannestiel入路显露从耻骨到骨盆环弓状缘内侧的四边孔表面，这一方法也叫改良Stoppa入路。

2 切开复位

不稳定型骨盆骨折，因为多在受伤后数日到2周内进行重建术，所以复位常较困难。最重要的原因就是形成骨盆底的骶棘韧带、骶结节韧带由于骨盆移位而短缩（**图3**）。因此，骨盆骨折复位的原则就是以缓慢而持续的外力进行复位。

显露完毕后，首先在股骨近端插入股骨头拔出器，在大粗隆远端向股骨头平行于颈部插入，以其做垂直方向牵引复位。

然后在髂嵴插入一螺钉，用于旋转复位，或进一步直接用复位钳进行复位（**图5**）。

3 内固定

如能完全复位，原则上骶髂关节附近的骨折块应行内固定。伴有骶髂关节脱位时，应切除骶髂关节面软骨进行骨移植[2]。骶髂关节接骨板有良好的固定强度，以克氏针临时固定后置入螺钉固定（**图6**）。

图5　骨盆骨折的复位钳

图6　骶髂关节接骨板内固定

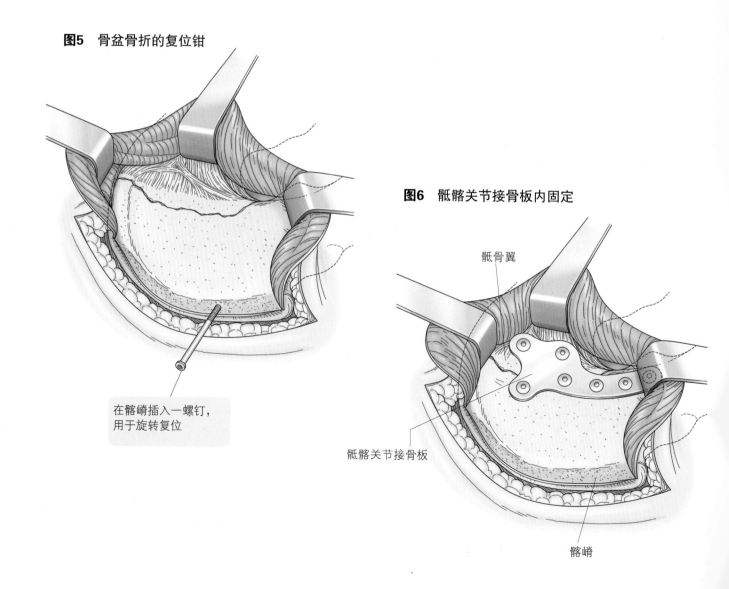

在髂嵴插入一螺钉，用于旋转复位

骶骨翼

骶髂关节接骨板

髂嵴

　　骨质良好的病例，施行骶髂关节固定后，即可获得充分的稳定，单纯骨盆后路固定也能获得良好效果。单纯骶髂关节固定不能得到稳定固定的病例，或有骨质疏松的病例，可追加前路接骨板固定。近耻骨联合部可用长螺钉固定，但在打入过程中必须应用影像学监测，同时将手指插入耻骨后方以准确确定钻头的方向。

●文献

[1]久保安朗, 彌山峰史, 馬場久敏. 骨盤外傷.仙腸関節·仙腸関節脱臼骨折に対する後方手術//OS NOW Instruction No.4：脊椎·骨盤の外傷.東京：メジカルビュー社, 2007：193-202.

[2]UCHIDA K, KOKUBO Y, YAYAMA T, et al. Fracture of the pelvic ring：a retrospective review of 224 patients treated at a single institution. Eur J Orthop Surg Traumatol, 2011, 21：251-257.

[3]MOED B R, KELLAM J F, MCLAREN A, et al. Internal fixation for the injured pelvic ring//TILE M, HELFET D L,KELLAM J F. Fractures of the pelvis and acetabulum.3rd ed. Philadelphia：Lippincott Williams & Wilkins, 2003.

脊柱・骨盆

髋臼骨折

福井大学医学部器官调控医学讲座骨科学讲师　**小久保安朗**
福井大学医学部器官调控医学讲座骨科学副教授　**内田研造**
福井大学医学部器官调控医学讲座骨科学教授　**马场久敏**

高　阶　　　　　　　　　髋臼骨折的髂腹股沟入路

1 入路

　　髂腹股沟入路可对从骶髂关节起到髋臼前柱及耻骨联合进行较大范围的显露。因骨盆前方有髂腰肌、股神经、髂外动静脉等走行，因此骨盆显露需要在这些重要结构间进行[1,2]。

◆ 皮切口

　　皮切口从髂嵴稍外侧起，经过髂前上棘，到达耻骨联合上方2 cm处为止（**图1**）。在腹股沟部内侧皮下钝性游离，找到精索后用Penrose引流管套起保护。在髂前上棘内侧，腹股沟韧带远端找到股外侧皮神经，用皮条保护。然后，切断腹外斜肌，将髂肌从髂窝部游离，显露出骶髂关节。

　　显露完毕后，用带标记的1∶20万肾上腺素生理盐水纱布垫塞进行压迫止血。

图1　髂腹股沟入路

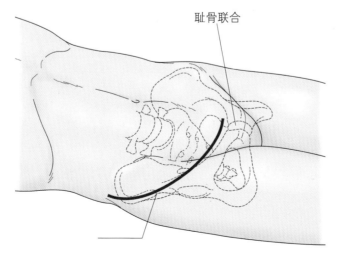

耻骨联合

图2 腹股沟韧带切开

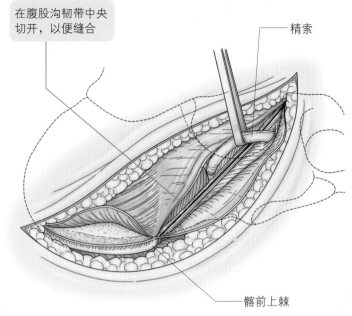

在腹股沟韧带中央切开，以便缝合

精索

髂前上棘

◆ **腹股沟韧带切开及髂外动静脉游离**

在腹股沟韧带及腹股沟管浅环上方1 cm切开腹外斜肌腱膜，将切开后的腹外斜肌腱膜向下方翻转。然后切开腹股沟韧带，可在腹股沟韧带中央切开，以便关闭切口时能够缝合（**图2**）。腹股沟韧带切开后，将髂腰肌内侧从髂耻筋膜上游离，把与髂腰肌内侧并行的股神经一起用Penrose引流管套起保护。

然后，游离在髂耻韧带内侧走行的髂外动、静脉，髂腰肌与髂外动、静脉被髂耻韧带分开，可以此作为标记显露。髂耻韧带内、外侧游离后，将其在小骨盆方向切开。

◆ **显露第1~3窗**

腹股沟韧带在耻骨上结合成耻骨上韧带。将内侧的精索和腹直肌向腹侧牵拉，骨膜下剥离后，显露出第3窗。

髂腰肌外侧的第1窗是骶髂关节、髂骨窝及弓状线（**图3a**）；髂腰肌与髂外动、静脉间的第2窗是髂耻隆起（**图3b**）；第3窗是耻骨上支到耻骨联合（**图3**）。以上3窗分别显露出。

手术技巧及注意事项

- 此入路中，第1窗横过股外侧皮神经，手术操作有损伤神经的风险，术后大腿外侧可出现神经感觉异常，术前应对患者做充分的说明。
- 皮下组织游离时，把纱布做成丸状钳夹花生米剥离子进行剥离，将会使剥离操作更安全。
- 腹股沟韧带切开时，在远端留有1 mm处切开，关闭切口时可确保有缝合的空间。
- 股动静脉与闭孔动、静脉间有交通支存在，游离时要慎重操作。这些交通支血管可结扎切断。
- 股动静脉周围有淋巴组织存在，不必显露血管，仅游离血管鞘，并将其一起用套带保护，这样可避免术后下肢浮肿。
- 此入路前柱重建完毕后，可再行后路后柱重建。这时先将弓状线内侧的四边孔表面的闭孔内肌游离，就可使后路的复位操作变得容易。

图3 显露第1~3窗

a. 第1窗

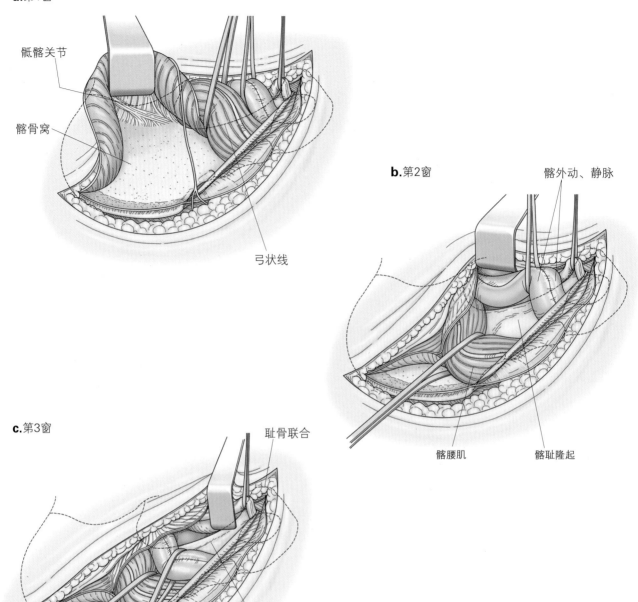

骶髂关节

髂骨窝

弓状线

b. 第2窗

髂外动、静脉

髂腰肌

髂耻隆起

c. 第3窗

耻骨联合

耻骨上支

难点

术中可出现大出血！

· 显露弓状线内侧的四边孔表面时，内侧有闭孔动、静脉走行，再向后方显露时，虽然用指尖能够确认坐骨大切迹，但这里有臀上动、静脉走行，游离时必须慎重操作。受伤时这些血管一旦损伤，游离或复位操作时就会再度出现大出血。

· 若出现术中大出血，不要慌张，可塞进含有生理盐水带铅丝标记的纱布垫压迫止血15分钟。取出纱布垫再度出血，可再次填塞带标记的含有肾上腺素的生理盐水纱布垫压迫止血15分钟。这种操作可反复进行，直到出血势头减弱。如能确定出血点，可行止血操作。

146

2 切开复位

与骨盆骨折复位方法相同，骨盆骨折是骨盆复位，髋臼骨折是髋臼复位，相对正确的解剖复位是必要的。直接观察关节面是不可能的，因此，各个骨块逐一解剖复位后，即可获得关节面的解剖复位。此外，与骨盆骨折同样，复位时持续牵引、充分复位也是主要应遵循的原则。

在髋臼前柱的显露中，游离弓状线内侧后，用指尖可确认后柱部分。如能应用骨盆复位钳（**图4**）进行后柱骨折复位，从前路打入螺钉，进行后柱固定也是可行的。

3 内固定

从耻骨联合外侧起，经髂耻隆起再到骶髂关节外侧为止，行接骨板内固定。第1窗的接骨板位置沿弓状线走行安放。髂窝因骨盆厚度较薄，螺钉效果不好，在骨质好的部分可安放接骨板（**图5**）。接骨板的形状与骨盆的形状不吻合，固定时容易移位，依照模板准确将接骨板折弯塑形是必要的。

髂腹股沟入路行前路复位固定后，可行后路复位固定。此时如从前路打入长螺钉固定后柱后，后路复位操作就完全不能进行，因此，应打入短螺钉进行固定。

图4　骨盆复位钳复位

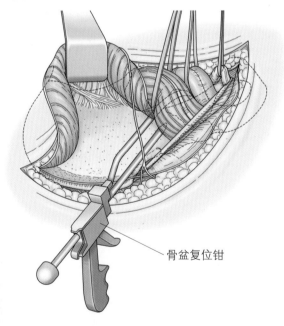

骨盆复位钳

图5　髋臼前柱接骨板固定

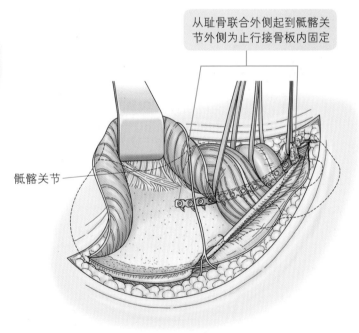

从耻骨联合外侧起到骶髂关节外侧为止行接骨板内固定

骶髂关节

●文献

[1]UCHIDA K, KOKUBO Y, YAYAMA T, et al. Fracture of the acetabulum：a retrospective review of ninety-one patients treated at a single institution. Eur J Orthop Surg Traumatol, 2013, 23：155-163.

[2]小久保安朗, 馬場久敏. 骨盤·寬骨臼骨折への入路(前方進入·後方進入)//新 OS NOW No.28：Useful Surgical Approach-定型からオリジナルまで. 東京：メジカルビュー社, 2005：176-181.